Der andere Anti-Demenz-Ratgeber

Josef Kessler · Pia Linden ·
Ann-Kristin Folkerts

Der andere Anti-Demenz-Ratgeber

Wie Sie mit falscher Ernährung, wenig Bewegung und Einsamkeit Ihren Verstand schädigen

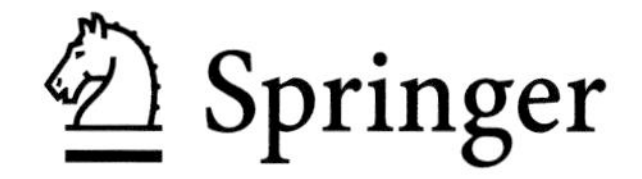

Josef Kessler
Klinik und Poliklinik für Neurologie
Uniklinik Köln
Köln, Deutschland

Pia Linden
Düsseldorf, Deutschland

Ann-Kristin Folkerts
Medizinische Psychologie | Neuropsychologie
und Gender Studies
Medizinische Fakultät und Uniklinik Köln,
Universität zu Köln
Köln, Deutschland

Zeichnungen: Christine Goerigk (Abb. 5, Abb. 9, Abb. 10, Abb. 11, Abb. 15, Abb. 18, Abb. 19)

ISBN 978-3-662-60605-6 ISBN 978-3-662-60606-3 (eBook)
https://doi.org/10.1007/978-3-662-60606-3

Die Deutsche Nationalbibliothek verzeichnet diese Publikation in der Deutschen Nationalbibliografie; detaillierte bibliografische Daten sind im Internet über http://dnb.d-nb.de abrufbar.

Planung/Lektorat: Christine Lerche
Springer ist ein Imprint der eingetragenen Gesellschaft Springer-Verlag GmbH, DE und ist ein Teil von Springer Nature.
Die Anschrift der Gesellschaft ist: Heidelberger Platz 3, 14197 Berlin, Germany

Geleitwort

Geleitwort zu einem bedeutenden Buch für alle, die eher später als früher dement werden wollen.

Nachdem Sie, lieber angehender Leser, liebe Leserin, das Buch mit diesem Titel und diesem Umschlag in die Hand genommen und aufgeschlagen haben, systematisch denkend sogar zum Vorwort blätterten, sind Sie eine Person mit gewissen Risiken und Chancen, die um Erwerb und Lektüre dieses erbaulichen Werkes nicht mehr herumkommt. Sie würden es nur bereuen und das wäre aus mehreren Gründen schlecht. Reue und schlechtes Gewissen zehren an den Nerven, die Sie noch brauchen und länger verwenden wollen. Sie sind nicht mehr ganz jung, denn Sie können lesen und tun es auch noch. Rüstig sind Sie auch, denn wie wären Sie sonst in die Buchhandlung gekommen (auch wenn Sie im Internet bestellt haben, sei Ihnen diesmal verziehen, denn immerhin halten Sie das Buch nun schon in Händen). Schritte und Aufmerksamkeit haben Sie zum Regal mit Populärwissenschaftlichem für aufklärungswillige Bildungsbürger gelenkt. Man kann sich beruflich schon früher für das Thema interessieren, aber wenn Sie aus persönlichen oder familiären Gründen etwas gegen Alzheimer tun wollen, sind Sie wahrscheinlich über sechzig und machen sich Gedanken. Alter und Sorgen (Neigung zur Depression) gehören zu Ihren Risikofaktoren. Mobilität, Bildung und Neugier sind Ihr Schutz und Ihre Stärke. Der Griff zu diesem Buch und sein Erwerb sind für Sie alternativlos.

Was werden Sie lernen? Das kleine 1 × 1 der Demenzkunde mit dem Sie in jeder Unterhaltung und Quizshow bestehen können. Dann ein wenig zur Genetik. Der Rest aber ist EPIGENETIK! Was ist Epigenetik? Es ist ganz ungewöhnlich, dass man bereits in einem Vorwort so viel Nützliches lesen und lernen kann, aber der Begriff ist schnell erklärt (wörtlich „nach den Genen“). Erstmals verwendet hat ihn der Entwicklungsbiologe Conrad Hal Waddington (1905–1975, Edinburgh). Gemeint ist damit, dass man nicht alles auf die Gene schieben kann. Der Mensch und andere Lebewesen haben nach ihrer eigenen Zeugung noch eine nennenswerte Chance auf der Basis ihrer Grundausstattung etwas aus ihrem Leben zu machen und sogar die Funktion der eigenen Gene zu beeinflussen. Drei Faktoren spielen also eine Rolle in unserem Leben: erstens die genetischen Voraussetzungen, zweitens unsere Umwelt und drittens wie wir persönlich mit beidem umgehen. Wir sind also weder ganz frei von unserem Erbmaterial, noch ganz unabhängig von dem, was uns das Leben bietet, besitzen aber wesentliche Gestaltungsfreiheit und damit eine Menge Verantwortung. Um den besten Gebrauch davon zu machen, müssen wir möglichst lange versuchen möglichst fit zu sein und dafür benötigen wir die richtigen Ratgeber (dieses Buch!).

Was werden Sie Neues erfahren? Interessantes über Geschlechter und Persönlichkeiten, Migration und Resilienz, geistige und körperliche Beweglichkeit, Ökotrophologie und praktische Neurotoxikologie, empfindliche Somatosensorik und somatische Komorbidität, Pro und Kontra von Gassigehen versus Leben im Goldfischglas. Schließlich können Sie noch ausrechnen, wann Sie dement werden, müssen aber nicht. Weisheiten zum Dessert. Also, das Buch hat alles, was man braucht, auch bunte Abbildungen und es wird mit einem Umschlag abgeschlossen. Und dieses stimulierende Geleitwort war nur der Anfang.

München
Mai 2020

Prof. Dr. Hans Förstl
Klinik und Poliklinik für Psychiatrie
und Psychotherapie
TUM München
München, Deutschland

Vorwort der Autoren

„The End of Alzheimer's" (Bredesen 2017) – Natürlich nicht. Auch wenn es ein kürzlich erschienenes Buch so suggerieren mag. Das ist nicht seriös. Seriös ist, wenn man darauf hinweist, dass in einer Vielzahl von Studien Möglichkeiten genannt werden, wie man den Verlauf oder den Beginn eines demenziellen Geschehens modulieren kann. Hier sprechen wir von Risiko- und Schutzfaktoren, von denen einige modifizierbar sind. Ansonsten bleibt nur der frühe Tod – und das ist nicht zynisch, sondern eher traurig – als Möglichkeit, die Demenz gänzlich zu umgehen, hat sich doch gezeigt, dass eine Zunahme des Alters mit einer bedeutsamen Zunahme von Demenzen einhergeht. Etwa 1,6 % der 65- bis 69-Jährigen sind dement, aber schon etwa 20–30 % der über 80-Jährigen. In der Gesamtschau sind das für Deutschland etwa 1,6 Mio. Erkrankte und vielleicht im Jahr 2060 3,3 Mio. Menschen mit Demenz.

Eine ursächliche Therapie der Demenzen, das heißt Änderungen im Zentralnervensystem, die zu solchen Verhaltensänderungen führen, früh zu unterbinden, wird es auf absehbare Zeit nicht geben.

Aber man kann Prävention betreiben und das Gefüge aus Genetik, vaskulären Geschehen, psychosozialen Beeinflussungen und Lifestyle-Faktoren ändern. Prävention heißt, dass man ungefähr 30–35 % aller Demenzen substanziell hinauszögern oder gar verhindern kann. Nur vordergründig ist Demenzprävention eine Anleitung zum langweiligen Leben: Essen Sie vom Richtigen nicht zu viel. Alkohol ist des Teufels. Bewegen Sie sich so, dass sich Ihr Pulsschlag erhöht und kräftigen Sie Ihre Oberschenkel. Besuchen Sie Menschen oder laden Sie welche ein. Pflegen Sie Freundschaften, verlieben

Sie sich, kopulieren Sie so lange es noch geht. Natürlich gibt es davon auch Varianten. Dauerstress ist Gift. Lesen Sie, hören Sie Musik, lauschen Sie dem Gesang der Vögel, gehen Sie ins Theater und sind hochselektiv in Ihrem Fernsehkonsum. Einmal im Jahr sollten Sie sich ärztlicherseits gründlich durchchecken lassen.

Das können Sie tun.

Derzeit können Sie wenig tun, wenn es um den Einfluss Ihrer genetischen Vorgaben (Danke für meine dicken Beine, Papa!), Ihre Schulbildung und musikalische Früherziehung geht, aber Sie können die Kränkungen des Lebens umdeuten und sich in Beziehungen neu orientieren.

1948 veröffentlichten Karl Marx und Friedrich Engels „Das kommunistische Manifest". Die Eingangsworte sind: „Ein Gespenst geht um in Europa.", das Gespenst hieß damals Kommunismus und heute kann man es vielleicht Demenz nennen. Damit aber kein solches Gespenst in Europa und nirgendwo mehr sonst umgehen möge, sollte man immer, wenn möglich, Demenzprävention und -protektion betreiben.

Davon handelt dieses Büchlein.

Aus Gründen der besseren Lesbarkeit verwenden wir in diesem Buch überwiegend das generische Maskulinum. Dies impliziert immer beide Formen, schließt also die weibliche Form mit ein.

Die Autoren

Die Originalversion des Buchs wurde revidiert. EinErratum ist verfügbar unter https://doi.org/10.1007/978-3-662-60606-3_19

Danksagung

Wir möchten uns nachdrücklich bei Isabell Ballasch für ihre kompetente und schnelle Hilfe beim Erstellen des Manuskripts und Constanze Bast-Kessler für Formulierungshilfen und einer fast herzlosen Eliminierung von orthografischen Unzulänglichkeiten danken.

1

Worum es in diesem Buch geht – eine Einleitung

Josef Kessler, Pia Linden und Ann-Kristin Folkerts

Die Menschen sind verunsichert. Ist der obligate fortschreitende geistige Abbau im Alter schon ein Schatten der nahenden Demenz? Schlüssel verlegen, Termine verpassen, zum falschen Zeitpunkt irgendwo erscheinen – sind das schon Vorboten der Demenz? Plötzlich will einem der richtige Name zu einem Gesicht nicht mehr einfallen. Plötzlich fällt auf, dass man immer vergesslicher wird. Das Leben ist auch nicht mehr so lustig wie früher. Die Leute nerven, reden durcheinander und manchmal ist alles zu laut – man will sich nur noch die Ohren zuhalten.

Das kann alles mit zunehmendem Alter passieren, ohne dass sich in unserem Gehirn eine Demenz breitmacht. Bei zunehmender Häufung solcher Symptome gepaart mit einer leichten Melancholie sollte man innehalten und sich fragen: Werde ich dement? Oder in der Rückschau: So hat das also alles angefangen?

Nachfolgende Diagnostik kann Ihre Vermutung bestätigen oder aber verwerfen. Nach einem ärztlichen Gespräch mögen Sie eine Diagnose haben, die systembedingt etwas kurz und unscharf bleibt – Sie machen sich auf den Nachhauseweg und fragen sich: Was tun (Karl Marx)? Nichts? Abwarten, bis die Gehirnänderungen alltagsbestimmend werden, nur um dann qualvolle Jahre im Zustand voller Pflegebedürftigkeit zu verharren, bis schließlich das Leben ausgehaucht wird? Keine sehr gute Perspektive. Sie können aber etwas tun. Sie müssen nicht mehr länger tatenlos zuschauen! Wir liefern, mit über vierzig Jahren exzessiver Demenzforschung in petto, einen Ratgeber, mit dem Sie selbst aktiv werden können: Die Diagnose und Symptome einer Demenz können beschleunigt herbeigeführt und

J. Kessler et al., *Der andere Anti-Demenz-Ratgeber*,
https://doi.org/10.1007/978-3-662-60606-3_1

deren Verlauf rapide vorangetrieben werden. Jetzt sind Sie am Zuge – seien Sie Architekt und Baumeister Ihres eigenen Schicksals. Wenn Sie sich entschlossen haben, einen Weg in die Demenz zu wählen, können Sie sich entscheiden, ob Sie lieber auf der vaskulären (der gefäßbedingten) Schiene fahren oder den neurodegenerativen Weg (Nervenzellen werden funktionslos) in die Demenz wählen (Abb. 1).

Wählen Sie die erste Schiene, können wir Ihnen mit hoher fachlicher Kompetenz versprechen, dass Sie spätestens in 10 Jahren ein komplettes Wrack sind. Letztere dauert, aber mit viel Geduld und Durchhaltevermögen wird ein vergleichbares Ergebnis erreicht. In diesem Buch geben wir Tipps und Anregungen aus den Bereichen: Alter, Ernährung, Bewegung, Bildung, Sozialkontakte, Hören und Sehen sowie Alkohol und Drogen, die Sie nutzen können, um Ihren IQ zu mindern.

Davon handelt es, dieses Buch. Es ist für alle Menschen, die es satt haben, auf Ihren kognitiven Verfall im Alter nur passiv zu warten. Es ist für Menschen, die mit Eigeninitiative und Selbstständigkeit den Abbau ihres Gedächtnisses beschleunigen wollen. Es ist für die, die mehr sein wollen, als nur „ein bisschen vergesslich". Es ist eine Anleitung zur Demenz, die in alle Facetten ihres Lebens hineinwirkt. Mit viel Witz, Humor und Illustrationen werden wichtige Anregungen vermittelt und wir nehmen Sie mit auf eine

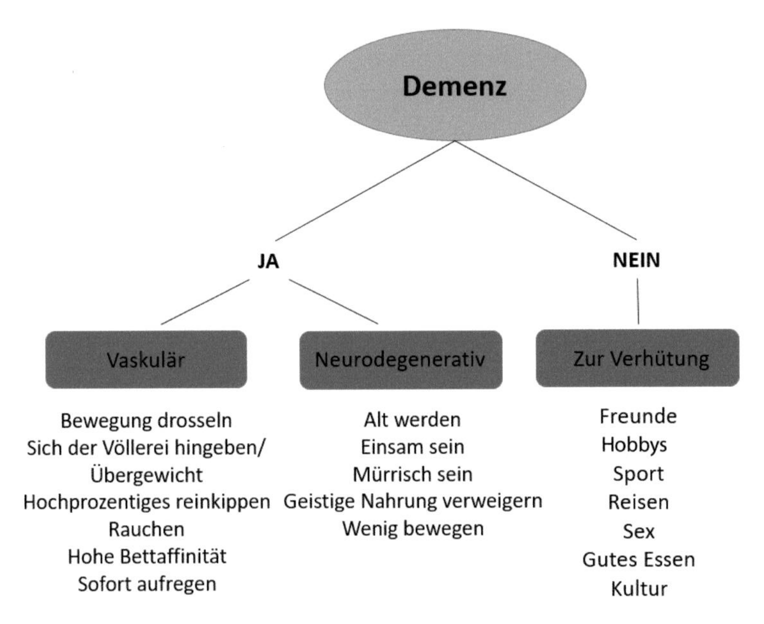

Abb. 1 Zusammengefasste Einleitung zur Demenzverhütung und Vorschläge zur Erlangung einer Demenz vom vaskulären oder neurodegenerativen Formenkreis

Reise in die Abgründe des Alterns und führen Sie hin zu einem Zustand der umfassenden Verblödung. Frei nach dem Motto der Band Bärchen und die Milchbubis (2008): „Jung kaputt spart Altersheime – Los Leute, darauf trinken wir noch einen."

Natürlich können Sie die Informationen auch umdrehen und im Sinne einer Anleitung für die Demenzprävention verstehen. Ein alter Mann (J.K.), eine Studentin (P.L.) und eine intermediär Platzierte (A.F.) haben dieses Buch geschrieben, wobei die eine am Anfang, die andere in der Mitte und der andere am Ende seiner wissenschaftlichen Karriere steht. Der kleinste gemeinsame Nenner ist, dass alle drei eine gemeinsame Lektorin haben und mit der Uniklinik Köln assoziiert sind oder waren.

Humpty Dumpty sat on the wall.
Humpty Dumpty had a great fall.
All the king's horses and all the king's men
Couldn't put Humpty together again.
Mother Goose (Gustafson 2016)

Literatur

Bärchen und die Milchbubis (2008) Jung kaputt spart Altersheime (Album: Hit oder Niete: Die No Fun Singles). Fuego, Bremen

Gustafson S (2016) Favorite nursery rhymes from mother goose. The Greenwich Workshop Press, Seymour

2

Demenz: Was ist das, welche Formen gibt es, wie wird sie entdeckt und behandelt?

Ann-Kristin Folkerts

Inhaltsverzeichnis

Im Verlauf dieses, aber auch der weiteren Kapitel wird wiederholt die sogenannte „Kognition“ eine wichtige Rolle spielen. Hierunter sind alle geistigen Fähigkeiten zu verstehen, die für die alltägliche Wahrnehmens- und Erkennungsleistung verantwortlich sind und somit auch maßgeblich für unseren Verstand. Zu den kognitiven Leistungsbereichen gehören z. B. das Gedächtnis, die Aufmerksamkeit, die Exekutivfunktionen (z. B. Handlungsplanung, Multitasking, Selbstkontrolle), visuell-räumliche Leistungen sowie sprachliche Fähigkeiten. All diese kognitiven Funktionsbereiche können im Rahmen einer demenziellen Erkrankung betroffen sein. Zusätzlich kann sich aber natürlich auch das Verhalten ändern und sich in einem Spektrum von Depression, Apathie, Aggression und Manie darstellen (Abb. 1).

J. Kessler et al., *Der andere Anti-Demenz-Ratgeber*,
https://doi.org/10.1007/978-3-662-60606-3_2

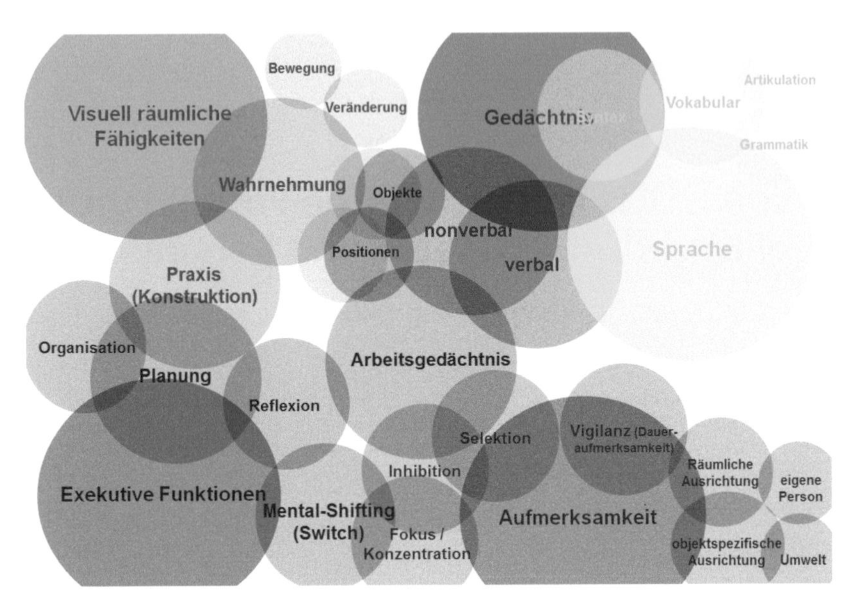

Abb. 1 Kognitive/geistige Leistungen sind äußerst komplex und meistens Koproduktion verschiedener Subsysteme

Demenz und Alzheimer: Was ist das eigentlich? Und wo liegt der Unterschied?

Der Begriff „Demenz" stellt zunächst ein Bündel von verschiedenen kognitiven und nicht-kognitiven Symptomen – das sogenannte demenzielle Syndrom – dar. Dieses Syndrom findet sich in verschiedenen chronischen und fortschreitenden Erkrankungsbildern und hierzu zählt die Alzheimer Erkrankung, aber auch z. B. die vaskuläre oder frontotemporale Demenz. All diese Erkrankungen sind durch einen progressiven kognitiven Abbau charakterisiert, der mit einem Verlust der Alltagskompetenz einhergeht (Förstl 2012). In Deutschland werden medizinische Diagnosen anhand der „Internationalen statistischen Klassifikation der Krankheiten und verwandter Gesundheitsprobleme" (ICD-10) klassifiziert (Dilling et al. 2010). Das ICD-10 sieht für die Diagnose eines demenziellen Syndroms die folgenden Kriterien vor: Es müssen seit mindestens sechs Monaten Gedächtnisdefizite vorliegen sowie die Abnahme weiterer kognitiver Funktionen nachweisbar sein (z. B. Beeinträchtigungen des Denk- und Urteilsvermögens, erschwerte Informationsverarbeitung, Aufmerksamkeitsdefizite), die die Alltagskompetenz negativ beeinflussen. Zusätzlich darf keine Bewusstseinsminderung, ein sogenanntes Delir, ursächlich für die Symptome sein. Basierend auf den Vorgaben unserer amerikanischen Vorbilder, die im „Diagnostic and Statistical Manual of Mental Disorders V" neue Demenzkriterien aufgestellt haben, werden wir im ICD-11 ebenfalls darauf verzichten, nach spezifischen Gedächtnisdefiziten zu suchen. Zudem fällt das Zeitkriterium weg, sodass sehr viel schneller der „Stempel Demenz" verliehen werden kann.

Eine Demenz ist sehr häufig von verschiedenen nicht-kognitiven Symptomen begleitet, die im Verlauf einer Demenz von fast allen Demenzpatienten entwickelt werden. Diese neuropsychiatrischen Symptome umfassen z. B. Agitiertheit, Aggressionen, Angst, Depression, Apathie, Wahn, Halluzinationen, enthemmendes Verhalten und Schlafstörungen (Cerejeira et al. 2012) und stehen in einem starken Zusammenhang mit dem Belastungserleben von Angehörigen, die die Pflege und Betreuung von Demenzkranken übernehmen.

Eine Demenz kann in unterschiedliche Stadien unterteilt werden: leicht, moderat und schwer. Zu Beginn offenbart sich die Demenz vor allem bei komplizierten alltäglichen Anforderungen oder Freizeitbeschäftigungen, die eine Vielzahl an kognitiven Funktionen gleichermaßen beanspruchen (z. B. Formulare ausfüllen, sich in einer fremden Umgebung orientieren, öffentliche Verkehrsmittel benutzen). Im Verlauf wirkt sich die Demenz auch auf die grundlegenden Alltagsaktivitäten aus (z. B. Mahlzeiten zubereiten, Körperhygiene, Ankleiden), sodass eine 24-h-Unterstützung notwendig wird (Förstl 2012). Im Verlauf der Demenz kommt es auch recht zügig zu einem Rollenwechsel: Aus Ehepartnern werden der Pflegebedürftige und die Pflegeperson und plötzlich steht die Ehefrau unvorbereitet vor der Aufgabe, sich um die Finanzen der Familie zu kümmern oder die Steuererklärung einzureichen. Und auch die Kinder von Betroffenen müssen sich schließlich sorgen, ob für die Kostendeckung der ambulanten und stationären Versorgung ihrer Eltern das eigene Vermögen in Gefahr ist.

„Selig sind, die da geistlich arm sind, denn das Himmelreich ist ihr."
Matthäus, 5–7

Entweder „gesund" oder „dement" – oder gibt es ein Zwischenstadium?

Auch der normale Alterungsprozess ist von kognitiven Veränderungen gekennzeichnet: Vergesslichkeit, eine Verlangsamung im Denken oder Probleme beim Multitasking sind typische Alterserscheinungen und sollten keinen Grund zur Besorgnis darstellen. Dennoch ist es manchmal nicht so einfach, die normale Altersvergesslichkeit von einer Demenz zu unterscheiden, da es sich um einen schleichenden Prozess handelt. Mittlerweile kann auch ein Vorstadium der Demenz, die sogenannte leichte kognitive Beeinträchtigung (Mild Cognitive Impairment, MCI), diagnostiziert werden, die einen erheblichen Risikofaktor für die Entwicklung kognitiver Störungen im Ausmaß einer Demenz darstellt (Petersen 2004). Die Diagnostik zeigt kognitive Veränderungen, die über dem altersentsprechenden geistigen Abbau liegen und von den Patienten und ihren Angehörigen bestätigt werden. Allerdings ist die Alltagskompetenz weitestgehend intakt und höchstens marginal beeinträchtigt. Dies stellt auch das Hauptunterscheidungsmerkmal zwischen einer leichten kognitiven Störung und einer Demenz dar (Abb. 2).

Je nach Studie werden sogenannte „Konversionsraten" zwischen 10 % und 30 % pro Jahr beschrieben. Das bedeutet, dass innerhalb eines Jahres bis zu einem Drittel der Patienten mit leichten kognitiven Beeinträchtigungen eine Demenz entwickelt. Je nachdem wie sich die leichte kognitive Beeinträchtigung darstellt, also wie viele und welche geistigen Funktionen besonders in Mitleidenschaft geraten sind, sind unterschiedliche Demenzformen oder auch depressive Verstimmungen wahrscheinlich (Petersen

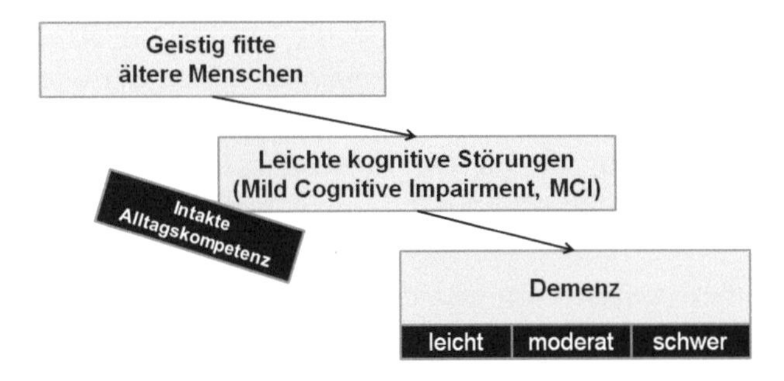

Abb. 2 Der Weg einer Demenz folgt einer gewissen Regelhaftigkeit. Leichte kognitive Störungen bei erhaltener Alltagskompetenz führen mit hoher Wahrscheinlichkeit zu einer Demenz, die sich im Laufe der Jahre zu einer schweren Erkrankung entwickelt

2004): So lässt sich die leichte kognitive Störung zunächst in amnestische (ausschließlich Gedächtnisstörungen) und nicht-amnestische (kognitive Störung(en) ohne Beteiligung des Gedächtnisses) Typen unterscheiden. Im zweiten Schritt kann jeweils entschieden werden, ob nur eine kognitive Funktion betroffen ist („Amnestic MCI Single Domain" bzw. „Nonamnestic MCI Single Domain") oder mehrere gleichzeitig („Amnestic MCI Multiple Domain" bzw. „Nonamnestic MCI Multiple Domain"). Wenn das Gedächtnis betroffen ist, ist die Wahrscheinlichkeit für die Entwicklung einer Alzheimer Demenz oder einer Depression am höchsten. Bei nicht-amnestischen Typen sind z. B. frontotemporale Demenzen („Single Domain") sowie Lewy-Body-Demenzen („Multiple Domain") am wahrscheinlichsten.

In den letzten Jahren hat sich zudem auch das Konzept des „Mild Behavioral Impairment" (MBI) als Vorbote für die Entwicklung von leichten kognitiven Beeinträchtigungen und Demenzen etabliert. Es konnte gezeigt werden, dass Personen, die im Alter eine Demenz entwickelt haben, bereits ab dem 50. Lebensjahr durch neuropsychiatrische Auffälligkeiten charakterisiert werden konnten. Hierbei handelt es sich z. B. um eine verringerte allgemeine Motivation, fehlende Initiative, sozialer Rückzug, mangelnde Empathie, zwanghaftes oder sozial unerwünschtes Verhalten (McKhann et al. 2011).

Alzheimer und Co. KG: Unterschiedliche Demenzformen

Es lassen sich mehrere Demenzformen unterscheiden: Die häufigste Form ist die Alzheimer Demenz, die für über 50–70 % der Demenzfälle verantwortlich ist, gefolgt von der vaskulären Demenz (ca. 20–30 %). Weitere Formen umfassen z. B. die Lewy-Körperchen-Demenz sowie die frontotemporalen Demenzen (früher Pick-Komplex genannt); sie vereinen ca. ein Drittel aller Demenzen auf sich. Weiterhin kann das demenzielle Syndrom im Zuge anderer Grunderkrankungen entstehen, z. B. bei Morbus Parkinson und als Korsakow-Syndrom infolge jahrelangen übermäßigen Alkoholkonsums sowie bei Multipler Sklerose, Epilepsie, Schädel-Hirn-Trauma oder Hirntumoren (vgl. Kap. 14). Die Bestimmung der Demenzform hat insbesondere Konsequenzen für die Aufklärung der Patienten und ihrer Angehörigen, da sich der Verlauf und der Symptomkomplex stark unterscheiden können, sowie für die therapeutischen Maßnahmen (Abb. 3).

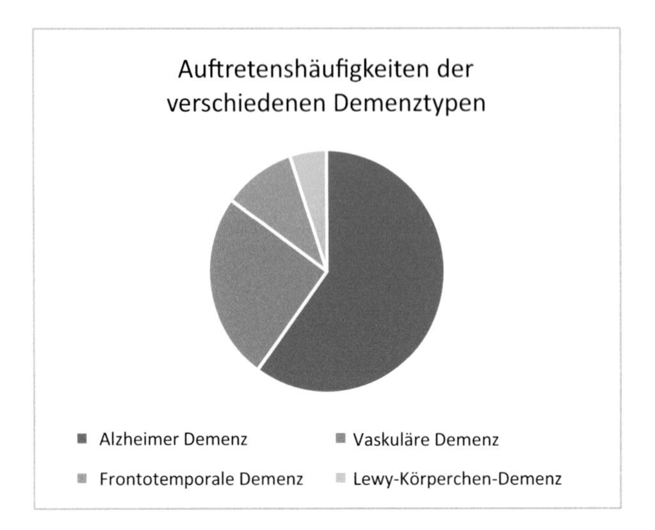

Abb. 3 Der Grafik ist zu entnehmen, dass die Alzheimer Erkrankung nach wie vor die häufigste demenzielle Erkrankung ist, gefolgt von vaskulären Ursachen. Häufig sind Demenzen auch Mischformen mit unterschiedlichen Anteilen von vaskulären und neurodegenerativen Pathologien

Bei der Alzheimer Demenz entstehen die typischen Veränderungen des Gehirns bereits viele Jahre bis Jahrzehnte vor den ersten spürbaren Symptomen. Es lassen sich z. B. Proteinablagerungen auf („Amyloid Plaques") und in („neurofibrilläre Tangles") den Nervenzellen nachweisen, die den Zelltod der Nervenzellen zur Folge haben und so zu einer Schrumpfung des Gehirns, einer sogenannten Hirnatrophie, beitragen (Lane et al. 2017). Auch die Informationsweitergabe zwischen den Nervenzellen ist beeinträchtigt, da die Botenstoffsysteme („Neurotransmitter") gestört sind. Diese Veränderungen führen u. a. zu alltagsrelevanten Gedächtnisbeeinträchtigungen, Orientierungs- und Wortfindungsstörungen und Aufmerksamkeitsdefiziten (Kalbe und Kessler 2009). Zusätzlich zeigen sich bei der Mehrheit der Patienten psychische und Verhaltenssymptome wie Aggression und Wahnerleben. Bisher sind die Ursachen für diese Alzheimer-typischen Veränderungen nicht geklärt. Allerdings wurden bisher über 20 genetische Risikofaktoren identifiziert, zu denen auch das Apolipoprotein-E-Gen gehört, das aktuell mit dem größten Demenzrisiko assoziiert ist (Lane et al. 2017) (Abb. 4).

Eine vaskuläre Demenz entsteht als Folge einer zerebrovaskulären Erkrankung (z. B. Durchblutungsstörungen durch Schlaganfälle; Blutungen im Gehirn). Die Symptomatik der vaskulären Demenz ist sehr variabel und abhängig von der Lokalisation der eingetretenen Hirnschädigung;

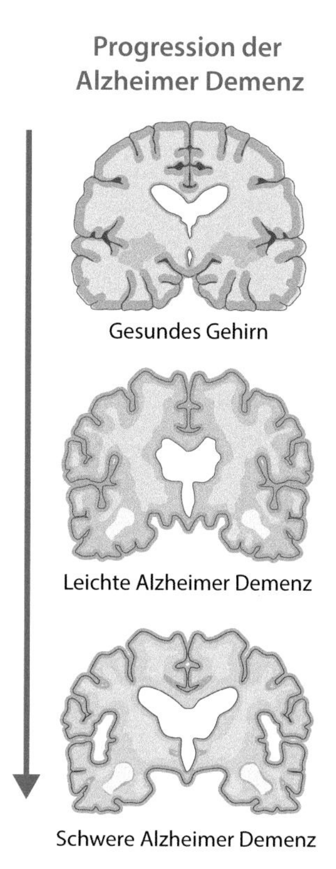

Abb. 4 Oft lässt sich der Verlauf einer Demenz an der äußeren Struktur des Gehirns erkennen. Diese Schrumpfungen, Atrophien genannt, nehmen in der Regel mit dem Fortschreiten der Demenz zu

die Defizite treten i. d. R. akut auf und verlaufen schrittweise (Kalbe und Kessler 2009; O'Brien und Thomas 2015). Mischdemenzen bestehend aus Alzheimer-typischen Veränderungen und vaskulären Schädigungen treten bei ca. 20 % der Demenzpatienten auf (Förstl 2012; Lane et al. 2017). Auch die Paarung anderer Demenzformen ist möglich bzw. das gleichzeitige Auftreten von z. B. typischer Alzheimer- und Parkinson-Pathologie.

Die Lewy-Körperchen-Demenz ist durch einen fluktuierenden Beginn und einen langsamen Verlauf gekennzeichnet und lässt sich häufig sehr schwer von der Alzheimer Demenz und dem Morbus Parkinson unterscheiden, da sich die Symptome überlappen. Zu Beginn der Erkrankung stehen Defizite in der Aufmerksamkeit, den Exekutivfunktionen und der visuellen Wahrnehmung im Vordergrund. Gedächtnisbeeinträchtigungen kommen erst im Verlauf der Erkrankung hinzu (Kalbe und Kessler 2009). Zusätzlich sind die Patienten durch eine fluktuierende Bewusstseinslage, visuelle Halluzinationen, REM-Schlaf-Verhaltensstörung, Parkinson-typische Veränderungen der Motorik und eine Neuroleptika-Überempfindlichkeit gekennzeichnet (McKeith et al. 2017).

Die frontotemporalen Demenzen (auch als Pick-Komplex bekannt) umfassen verschiedene fortschreitende neurodegenerative Erkrankungen des Gehirns, die auf Nervenzellabbau und Nervenzellveränderungen im Frontal- und Temporallappen des Gehirns zurückzuführen sind und meist um das 60. Lebensjahr auftreten (Mann und Snowden 2017). Es lassen sich grob zwei Varianten voneinander abgrenzen: Die behaviorale Variante der frontotemporalen Demenz sowie sprachliche Varianten, zu denen die semantische Demenz und die progressive nicht-flüssige Aphasie gehören. Die Kernsymptomatik stellt Defizite in den Exekutivfunktionen, Verhaltensänderungen bzw. Änderungen der Persönlichkeit (z. B. Enthemmung, Apathie, Passivität, zwanghaftes Verhalten, Veränderungen in der Ernährung) sowie Sprachbeeinträchtigungen bis hin zur Unmöglichkeit der Kommunikation dar (Kalbe und Kessler 2009; Mann und Snowden 2017).

Ganz neu ist die Demenzform „Limbic-predominant age-related TDP-43 encephalopathy" (LATE; so neu, dass es noch gar kein deutsches Pendent gibt), die sich vor allem bei Patienten über 80 Jahren finden lässt und vermutlich genauso häufig wie die Alzheimer Demenz auftritt (Nelson et al. 2019). Sie stellt sich neuropsychologisch sehr ähnlich wie die Alzheimer Demenz dar, doch die Laborwerte („Biomarker") unterscheiden sich erheblich. Bisher hat LATE allerdings noch keine Konsequenzen für die Versorgung der Demenzkranken, da bisher keine Therapieansätze vorliegen.

Laut einer Metaanalyse, in die 50 Studien mit 5620 Patienten einbezogen wurden, zeigte sich eine Prävalenz von etwa 9 % potenziell reversibler Ursachen eines Demenzsyndroms (Clarfield 2003).

Vergesslich, verwirrt und ständig liegt das Wort auf der Zunge? Wann sollte ich zum Arzt gehen und was erwartet mich dort?

Sie könnten darüber nachdenken, einen Arzt aufzusuchen, wenn (Förstl und Kleinschmidt 2009):

- sich Ihre Vergesslichkeit zunehmend auf das alltägliche Leben auswirkt,
- Sie Schwierigkeiten mit gewohnten Handlungen haben,

- sich Wortfindungsstörungen häufen und Sie im Gespräch vermehrt auf allgemeingültige Formulierungen und Füllwörter zurückgreifen,
- Sie Probleme bei der zeitlichen und räumlichen Orientierung haben,
- Sie und andere an Ihrer Urteilsfähigkeit zweifeln,
- es zu Stimmungs-, Verhaltens- und Persönlichkeitsänderungen kommt,
- das äußere Erscheinungsbild immer mehr vernachlässigt wird,
- Sie von Ihren Angehörigen oder Arbeitskollegen auf merkwürdige Verhaltensweisen angesprochen werden oder Ihnen immer wieder vorgeworfen wird, dass man die Antwort auf Ihre Frage bereits mehrmals gegeben hat.

Häufig ist bei einem Demenzverdacht der Hausarzt der erste Ansprechpartner. Im besten Fall überweist dieser die betroffene Person an einen Facharzt, z. B. einen Neurologen oder Psychiater, oder stellt den Kontakt zu einer Gedächtnissprechstunde her. Die deutschen Leitlinien für die Diagnostik und Therapie von Demenzen (DGN und DGPPN 2016) sehen neben einem ausführlichen Gespräch mit der betroffenen Person und, wenn möglich, ihrer Angehörigen eine körperliche Untersuchung, die Erhebung psychischer und Verhaltenssymptome sowie den Einsatz eines kognitiven Kurztests („kognitives Screening"; z. B. DemTect (s. Anhang), Montreal Cognitive Assessment (MoCA), Mini-Mental Status Test (MMST)) zur Untersuchung der geistigen Leistungsfähigkeit vor. Anhand dieser recht kurzen Untersuchung lässt sich bereits feststellen, ob eine Demenz wahrscheinlich ist. In der nachfolgenden Abbildung sehen Sie ausgewählte Beispiele aus unserem Klinikalltag, die den geistigen Verfall bei Demenzpatienten deutlich machen. Es handelt sich um Resultate, die im Rahmen der neuropsychologischen Diagnostik entstanden sind (Abb. 5).

Tatsächlich endet die Demenzdiagnostik bei vielen Menschen schon nach der Durchführung des kognitiven Kurztests. Wenn Sie Glück haben, wird bei Ihnen noch weiter differenziert, z. B. um herauszufinden, welche Form der Demenz möglicherweise vorliegt. Hierfür steckt man Sie für eine bildgebende Diagnostik „in die Röhre", z. B. kommen Sie in den Genuss einer CT-, (f)MRT- oder PET-Untersuchung – je nachdem, ob man die Struktur oder Funktion Ihres Gehirns darstellen möchte. Man misst Ihre Hirnströme mithilfe eines EEG und nimmt Blut ab. Und wenn es Sie so richtig trifft, schlägt man vor, Nervenwasser aus dem Rückenmark abzuzapfen, um auf die Suche nach Alzheimer-Biomarkern zu gehen („Amyloid Plaques" und „Neurofibrilläre Tangles"). In der Regel erfolgt zudem eine ausführliche neuropsychologische Diagnostik. Das bedeutet, es folgen noch mehr Aufgaben, die Ihren Verstand auf die Probe stellen.

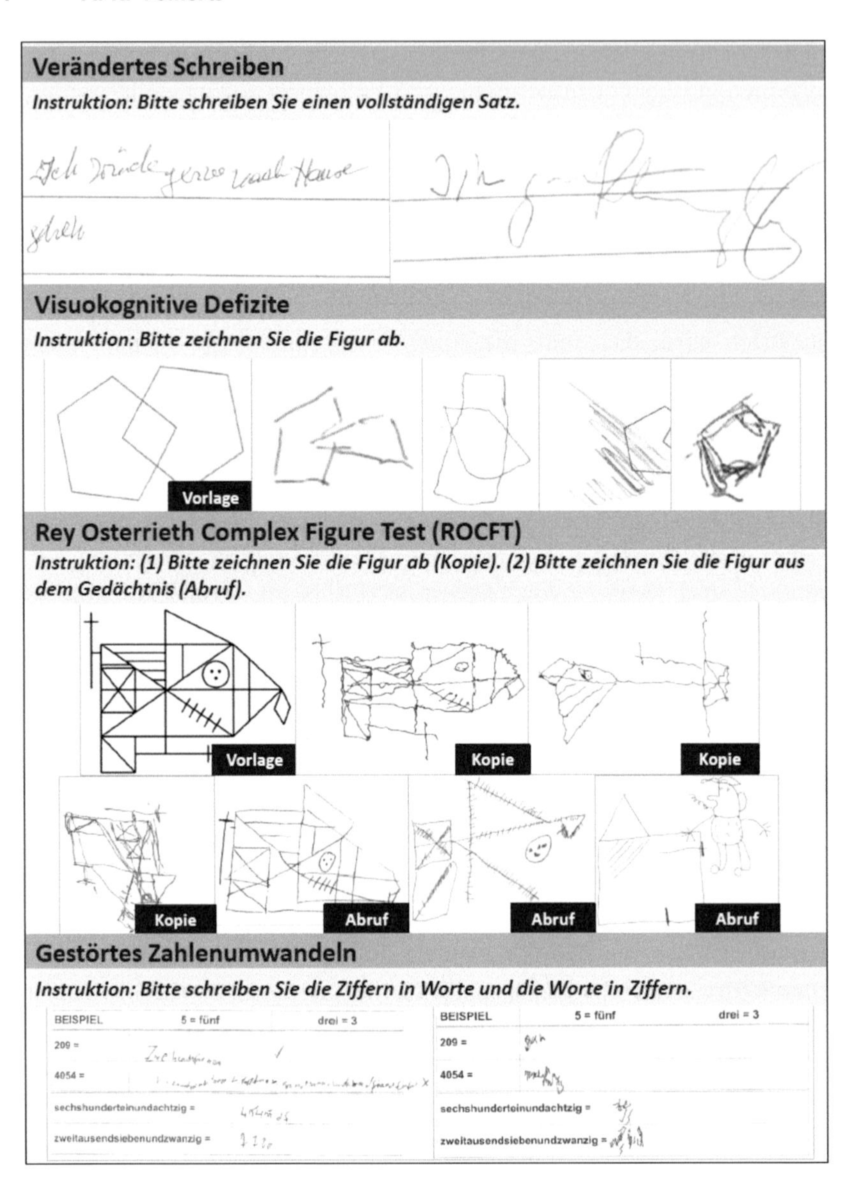

Abb. 5 CT, MRT und PET sind hochkomplexe bildgebende Verfahren, um Erkrankungen des Gehirns abzubilden. Oft genügen aber schon Papier und Bleistift, um zu erkennen, dass eine Hirnschädigung vorliegt und die Menschen nicht mehr in der Lage sind, Figuren abzuzeichnen, nicht mehr mit Zahlen umgehen oder nicht mehr schreiben können

Diagnose Demenz: Wie geht es weiter?

Demenzen sind bis heute ursächlich nicht heilbar. Mit Hilfe der Therapie kann der Verlauf des kognitiven Verfalls allenfalls hinausgezögert werden. Zudem erfolgt die symptomatische Therapie der psychischen und Verhaltenssymptome. Es stehen verschiedene medikamentöse und nicht-medikamentöse Therapieansätze zur Verfügung (DGN und DGPPN 2016). Mit der Verabreichung von Pillen haben Alzheimer-Patienten das größte Spektrum zur Verfügung, wobei unterschiedliche Ziele je nach Medikament verfolgt werden, z. B. die Verbesserung der Informationsweitergabe zwischen den Nervenzellen im Gehirn und somit die Stabilisierung der geistigen Funktionen. Vermutlich ist das Beta-Amyloid (A-β) und das Tau-Protein an der Entstehung der Alzheimer Erkrankung maßgeblich beteiligt. A-β wird aus dem Membranprotein (APP) mit biochemischen Scheren β- und γ-Sekretasen herausgeschnitten. Eine Hemmung dieser Sekretasen als mögliche Therapie wird gerade in klinischen Studien getestet. Das Ziel ist, das A-β zu verhindern. Für Alzheimer-Patienten gibt es auch noch ein minimal-invasives operatives Verfahren: die tiefe Hirnstimulation. Hierbei werden Elektroden in das Gehirn implantiert, die sich positiv auf die Alzheimer-Symptomatik auswirken können (Aldehri et al. 2018). Mögliche Zielorte sind der Nucleus basalis von Meynert im basalen Vorderhirn oder der Fornix. Routinemäßig wird die tiefe Hirnstimulation nur bei Parkinson-Patienten, Patienten mit essenziellem Tremor oder Dystonie durchgeführt. Für die Therapie der vaskulären Demenz wird lediglich empfohlen, vaskuläre Risikofaktoren wie Bluthochdruck oder einen erhöhten Cholesterinspiegel in den Griff zu bekommen (DSG und DGN 2015). Und bei der Lewy-Körperchen-Demenz und den frontotemporalen Demenzen sieht es noch schlechter aus: Es gibt keine zugelassenen Medikamente und keine medikamentösen Empfehlungen. Die psychischen und Verhaltenssymptome kann man aber medikamentös einigermaßen in den Griff bekommen. Am laufenden Band werden z. B. Antidepressiva und Antipsychotika verschrieben (DGN und DGPPN 2016).

Da die Wirksamkeit der Medikamente aktuell stark eingeschränkt ist und Pillen häufig eine Bandbreite an Nebenwirkungen nach sich ziehen, rücken zunehmend auch die nicht-medikamentösen Maßnahmen in den Vordergrund (DGN und DGPPN 2016). Hierzu gehören Gedächtnistraining, Ergotherapie, Sport, Musiktherapie und entspannende Verfahren. Ein großes Thema sind aktuell auch sogenannte „Mind-Body-Therapien“

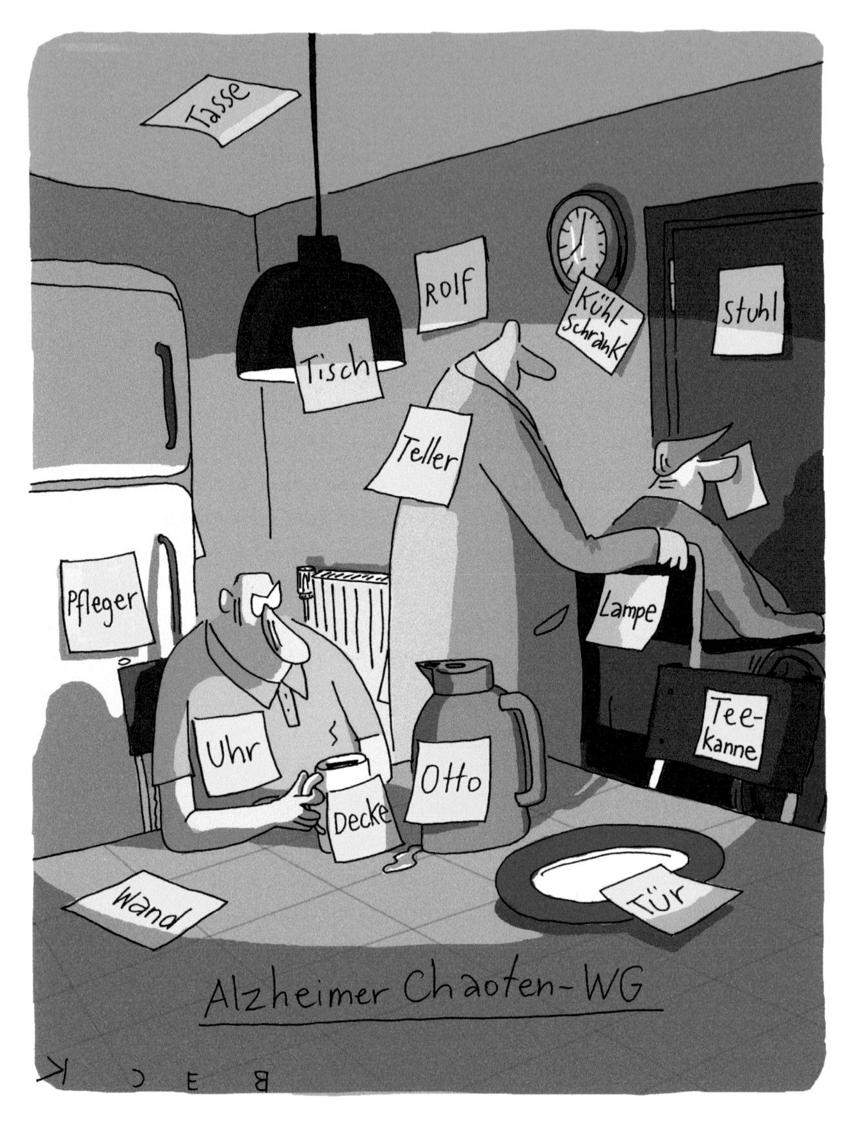

Abb. 6 Realitätsorientierungstraining at its best. (Mit freundlicher Genehmigung von © Cartoon: Beck/schneeschnee.de 2020. All Rights Reserved)

wie Achtsamkeit, Meditation und Yoga, aber auch Tanzen sowie digitale Rehabilitationsmöglichkeiten, die gleichzeitig Kopf und Körper in Schwung bringen sollen (Abb. 6).

Wir wollen es in diesem Ratgeber humorvoll a17ngehen und drehen uns die Worte im Mund um – denn schließlich weiß die Wissenschaft mehr darüber, was man für das Entstehen einer Demenz tun muss, als dafür, sie zu vermeiden. Wir liefern Ihnen den Anti-Ratgeber der Demenz. Und wenn die Demenz dann endlich da ist, haben wir hier noch ein paar gute Tipps für Sie:

- Wenn Sie das Stadium der Demenz möglichst schnell erreichen möchten, gehen Sie NICHT zum Arzt (auch wenn der aktuell sowieso nicht besonders viel tun kann)!
- Wenn Ihr Ehepartner keine Ruhe lässt, arbeiten Sie auf eine Demenzform hin, für die wir momentan keine symptomatischen medikamentösen Therapien zur Verfügung haben!
- Bitte unterlassen Sie im Demenzstadium nicht die im Weiteren aufgeführten Faktoren, an denen Sie aktiv etwas tun können, um Ihr Demenzrisiko zu erhöhen. Bitte einfach weitermachen mit der schlechten Ernährung, der körperlichen und geistigen Inaktivität und dem Einsiedler-Dasein!

KURZ UND KNACKIG – AUF EINEN BLICK

1. Eine „Demenz" stellt ein Bündel von unterschiedlichen Symptomen dar, das sich in verschiedenen Erkrankungsbildern zeigt. Das häufigste demenzielle Krankheitsbild ist die Alzheimer Demenz, die sich insbesondere initial durch prominente Gedächtnisdefizite darstellt.
2. Zwischen dem gesunden Alterungsprozess, in dem es auch zu kognitiven Veränderungen kommt, die aber keinen Krankheitswert haben, und dem Vollbild einer Demenz lassen sich die leichten kognitiven Beeinträchtigungen einordnen, die ein Hochrisikofaktor für die Entwicklung einer Demenz sind und sich durch einen subjektiven und objektiv nachweisbaren kognitiven Abbau definieren lassen, wobei dieser keinen Einfluss auf die Alltagskompetenz hat.
3. Ursächlich sind Demenzen bis heute nicht heilbar. Ein Mix aus medikamentösen und nicht-medikamentösen Therapien kann das Fortschreiten der Demenz hinauszögern, jedoch nicht aufhalten.

Literatur

Aldehri M, Temel Y, Alnaami I et al (2018) Deep brain stimulation for Alzheimer's disease: an update. Surg Neurol Int 9:58. https://doi.org/10.4103/sni.sni_342_17

Cerejeira J, Lagarto L, Mukaetova-Ladinska EB (2012) Behavioral and psychological symptoms of dementia. Front Neurol 3:73. https://doi.org/10.3389/fneur.2012.00073

Clarfield AM (2003) The decreasing prevalence of reversible dementias: an updated meta-analysis. Arch Intern Med 163:2219–2229. https://doi.org/10.1001/archinte.163.18.2219

Deutsche Gesellschaft für Neurologie (DGN) & Deutsche Gesellschaft für Psychiatrie und Psychotherapie, Psychosomatik und Nervenheilkunde (DGPPN) (2016) S3-Leitlinie „Demenzen" (Langversion). https://www.dgn.org/leitlinien/3176-leitlinie-diagnose-und-therapie-von-demenzen-2016. Zugegriffen: 9. November 2020

Deutsche Schlaganfall-Gesellschaft (DSG), Deutsche Gesellschaft für Neurologie (DGN) (2015) Sekundärprophylaxe ischämischer Schlaganfall und transitorische ischämische Attacke (Teil 1) https://www.dgn.org/leitlinien/3024-ll-23-ll-sekundaerprophylaxe-ischaemischer-schlaganfall-und-transitorische-ischaemische-attacke. Zugegriffen: 21. Mai 2020

Dilling H, Mombour W, Schmidt MH (2010) Internationale Klassifikation psychischer Störungen. ICD-10 Kapitel V(F). Klinisch-diagnostische Leitlinien, 7., überarbeitete Aufl. Hans Huber, Bern

Förstl H (2012) Demenzatlas spezial. Georg Thieme, Stuttgart

Förstl H, Kleinschmidt C (2009) Das Anti-Alzheimer-Buch: Ängste, Fakten, Präventionsmöglichkeiten. Kösel-Verlag, München

Kalbe E, Kessler J (2009) Gerontoneuropsychologie - Grundlagen und Pathologie. In: Sturm W, Herrmann M, Münte TF (Hrsg) Lehrbuch der klinischen Neuropsychologie, Bd 2. Spektrum Akademischer Verlag, Heidelberg, S 789–819

Lane CA, Hardy J, Schott JM (2017) Alzheimer's disease. Eur J Neurol 25(1):59–70. https://doi.org/10.1111/ene.13439

Mann DMA, Snowden JS (2017) Frontotemporal lobar degeneration: pathogenesis, pathology and pathways to phenotype. Brain Pathol 27(6):723–736. https://doi.org/10.1111/bpa.12486

McKeith IG, Boeve BF, Dickson DW et al (2017) Diagnosis and management of dementia with Lewy bodies: Fourth consensus report of the DLB consortium. Neurology 89(1):88–100. https://doi.org/10.1212/WNL.0000000000004058

McKhann GM, Knopman DS, Chertkow H et al (2011) The diagnosis of dementia due to Alzheimer's disease: recommendations from the national institute on aging-Alzheimer's association workgroups on diagnostic guidelines for Alzheimer's disease. Alzheimers Dement 7(3):263–269. https://doi.org/10.1016/j.jalz.2011.03.005

Nelson PT, Dickson DW, Trojanowski JQ et al (2019) Limbic-predominant age-related TDP-43 encephalopathy (LATE): consensus working group report. Brain 142(6):1503–1527. https://doi.org/10.1093/brain/awz099

O'Brien JT, Thomas A (2015) Vascular dementia. Lancet 386(10004):1698–1706. https://doi.org/10.1016/S0140-6736(15)00463-8

Petersen RC (2004) Mild cognitive impairment as a diagnostic entity. J Intern Med 256(3):183–194. https://doi.org/10.1111/j.1365-2796.2004.01388.x

3

Wie häufig und woher kommt die Demenz? Die Prävalenz der Erkrankung

Josef Kessler

Inhaltsverzeichnis

Mehr Greise ist gleich mehr Demenz

Man hört und sieht es überall: Die Menschen – und hier meinen wir vor allem die Bewohner von Europa und Nordamerika – werden immer älter und parallel dazu gibt es einen Geburtenrückgang. Hier gilt die Alterspyramide schon lange nicht mehr, die davon ausgeht, dass viele Junge die Basis bilden und wenige Alte die Spitze. Die Pyramide steht auf dem Kopf. Das pfeifen die Spatzen mittlerweile schon von den Dächern. Diese neuen Pyramiden, wenn es denn welche sind, beschreiben Demoskopen als Zwiebel- oder als Urnenform.

In Zahlen dargestellt bedeutet das für Deutschland, dass im Jahr 2050 jeder Dritte älter als 60 ist, und nur circa 16 % jünger als 20 Jahre alt sind. Beobachtet man die intensiven und wohl auch erfolgreichen Anstrengungen der Altersmedizin, unser Leben weiter zu verlängern und somit unser Sterben hinauszuzögern, so könnte man sagen, dass sich die Lage noch weiter zuspitzen wird. (Zu weiteren Zahlen und für einen umfassenden Überblick bietet sich die Webseite statista.com an; diese Publikationen werden auch ständig aktualisiert.)

J. Kessler et al., *Der andere Anti-Demenz-Ratgeber*,
https://doi.org/10.1007/978-3-662-60606-3_3

Die Lebenserwartung liegt aktuell bei den Jetztgeborenen in Deutschland bei 78,7 Jahren für die Männer und bei 83,4 Jahren für die Frauen. Da ist noch Luft nach oben und eine Lebenserwartung von 90 Jahren bei Männern und etwa 100 Jahren bei Frauen wird in 30 bis 40 Jahren unsere Gesellschaft noch weiter vergreisen lassen. An solchen Szenarien und Modellen wird schon gearbeitet, auch unter Einbeziehung von Klimawandel, Völkerwanderungen und Migrationsströmen wird ein Bild unserer künftigen Gesellschaft angedeutet.

Wie kommt man auf solche Zahlen? Die jeweiligen Ämter für Statistik und Raumordnung erstellen solche Prognosen, wobei die Trends der Entwicklung, die Geburtenziffer, die Sterblichkeit und die Zu- und Abwanderungen berechnet werden. In Deutschland werden auch noch die Daten der gesetzlichen Krankenversicherung hinzugezogen.

Ältere Menschen haben derzeit noch ein unterschiedlich hohes Risiko an einer Demenz zu erkranken. Die Prävalenzraten (Anzahl der Kranken zu einem bestimmten Zeitpunkt) liegt bei den 60- bis 70-Jährigen bei etwa 2,5 %, bei den 70- bis 80-Jährigen bei etwa 5 %, bei den 80- bis 90-Jährigen bei etwa 20 % und bei 90-Jährigen und älter bei etwa 40 %. Insgesamt lässt sich sagen, dass bei allen über 65-Jährigen eine Prävalenzrate von ungefähr 10 % existiert. Die Inzidenzrate (die besagt, wie viele Neuerkrankungen von vormals Gesunden es pro Jahr gibt) verläuft ungefähr parallel zur Prävalenzrate. Für die über 90-Jährigen gibt es eine mittlere Inzidenzrate pro Jahr von etwa 12 %. Insgesamt liegt die Inzidenzrate für 65-Jährige und älter ungefähr bei 2 % (Bickel 2018).

In absoluten Zahlen bedeutet das, dass derzeit in Deutschland etwa 1,7 Mio. Menschen an einer Demenz erkrankt sind, und dass etwas 300.000 Neuerkrankungen jährlich dazukommen. Für 2050 (Warum eigentlich immer diese Zahl? Weil der wahre Alterungsschub erst noch erfolgt?) bedeutet das, dass etwa 3 Mio. Menschen an einer Demenz erkrankt sind. Glaubt man der Deutschen Alzheimer Gesellschaft e. V., so wären das 100 Neuerkrankte pro Tag. Weltweit soll alle drei Sekunden ein Mensch an einer Demenz erkranken. Bis 2030 wird die Zahl auf 74,7 Mio. und im Jahr 2050 auf 131,5 Mio. steigen, wobei mehr Frauen als Männer an einer Demenz erkranken (vgl. Kap. 6) Das sind die Prognosen des Welt-Alzheimer-Reports (Alzheimer Disease International 2015), der von der Dachorganisation „Alzheimer Diseases International" aus London herausgegeben wird. Demzufolge leben die meisten Demenzkranken derzeit in Ostasien, Westeuropa, Südasien und Nordamerika. Es handelt sich dabei um Vorhersagen (mit allen innewohnenden Schwächen von Prognosen) und diese zeigen sich eher pessimistisch hinsichtlich einer Unterbrechung der Entwicklung von Demenzen, sodass der Ausbruch der Krankheit gehindert oder bei Ausbruch einer Demenz geheilt werden kann. Ein Impfstoff gegen verschiedene Formen von Demenzen wäre ideal, das ist aber (noch) utopisch. Allerdings schätzt man derzeit, dass das Risiko, an einer Demenz zu erkranken, bei Einhaltung aller Präventionsmaßnahmen um etwa 35 % gesenkt werden kann.

Die Krankheitsdauer je nach Beginn und Art der Demenz wird zwischen 3 und 10 Jahren angegeben. Ein Problem bei neurodegenerativen Erkrankungen besteht sicher darin, ab wann die kumulativen und destruktiven Prozesse im zentralen Nervensystem (ZNS) verhaltensrelevant werden. Das kann viele Jahre dauern. Zum anderen ist fraglich, in welchem Stadium der Erkrankung eigentlich die Diagnose gestellt wird. Das kann durchaus einige Jahre nach Ausbruch der Krankheit sein. Schätzungen gehen dahin, dass auch bei Vorliegen einer Demenzsymptomatik noch 3 oder 4 Jahre vergehen können, bis eine valide Diagnose gestellt werden kann, falls sie denn überhaupt gestellt wird. Nur etwa 40 % aller Demenzen werden in deutschen Hausarztpraxen erkannt. Das ist ungefähr vergleichbar mit internationalen Zahlen. Dort liegen die Schätzungen zwischen 20 % und 50 %. Als unspezifisch aber werden 53 % angegeben. Vaskuläre Demenzen mit 24 % und die Alzheimer Erkrankung mit 19 %. Verwendet man ein kognitives Screening, wie z. B. den DemTect (s. Anhang), werden etwa 50 % mehr Demente identifiziert (Eichler et al. 2015). Die Diagnose einer Demenz wird dadurch vermehrt gegeben, was natürlich auch Einfluss auf die Prävalenz- und Inzidenz-Schätzungen hat.

Innerhalb der westlichen Industrieländer sind die Prävalenz- und Inzidenzraten vergleichbar. Innerhalb von Deutschland lassen sich auf Ebene der Bundesländer Unterschiede erkennen, die die demografische Entwicklung innerhalb der Regionen widerspiegeln: In Sachsen sind 2,44 Personen über 65 Jahre pro 100.000 Einwohner an einer Demenz erkrankt; in Thüringen sind 2,25 pro 100.000 Einwohner betroffen. Weniger Betroffene gibt es in Hamburg mit 1,74 und in Berlin mit 1,69 pro 100.000 der über 65-Jährigen (Statista 2019).

Die Demenzen verteilen sich zu etwa 50–70 % auf die Alzheimer Erkrankung, zu 20–30 % auf die vaskuläre Demenz, etwa 5–10 % leiden am Formenkreis der frontotemporalen Demenzen, und bei etwa 5 % kommt eine Lewy-Körperchen-Demenz vor.

Uneinigkeit der Experten

In letzter Zeit nehmen Publikationen zu, die berichten, dass sich die prognostizierten Inzidenzraten für Demenzen doch nicht so dramatisch entwickeln, allerdings ist die Studienlage nicht eindeutig: Mal sind es weniger Männer, mal sind es weniger Frauen, und eine Differenzierung nach Subtypen von Demenzen korrigiert die Häufigkeiten gelegentlich nach unten. In der Gesamtschau lässt sich feststellen, dass die Inzidenzraten etwa seit 2010 abnehmen (Jung 2017), während die totalen Prävalenzraten zunehmen, wenn auch nicht in der vorhergesagten Geschwindigkeit. Das Absinken der Inzidenzraten wird mit einer verbesserten Bildung, einer gesünderen Lebensweise oder der frühzeitigen Behandlung von Herzerkrankungen erklärt. Auf der anderen Seite gibt es immer mehr Menschen mit Übergewicht oder Diabetes. Das Schreckgespenst „Demografischer Wandel" könnte sich also weniger stark auf die Demenzzahlen auswirken. Allerdings gab Dr. Horst Bickel (einer der führenden Epidemiologen für Demenzerkrankungen in Deutschland) von der Technischen Universität München in einem Statement für die Deutsche Alzheimer Gesellschaft e. V. an, dass er dennoch davon ausgehe, dass der demografische Wandel insgesamt doch dazu führen wird, dass sich die Krankenzahlen in den nächsten Jahrzehnten nicht reduzieren werden.

In Deutschland leben ungefähr 16,5 Mio. Menschen mit Migrationshintergrund, von denen etwa 9 % älter als 65 Jahre alt sind (Monsees et al. 2019). Von diesen etwa 1,86 Mio. Menschen sind etwa 96.500 Personen (5,2 %) an einer Demenz erkrankt (vgl. Kap. 8). Die meisten Demenzerkrankten sind türkischer, polnischer und italienischer Herkunft. In absoluten Zahlen ausgedrückt gibt es die meisten Dementen mit Migrationshintergrund in Nordrhein-Westfalen, Baden-Württemberg und Bayern.

Jetzt weichen wir einmal von der Intention unseres Buches ab: Der Zugewinn an Lebensjahren sollte nicht mit dem erhöhten Risiko einer Demenzerkrankung einhergehen. Wenn schon höheres Lebensalter, dann aber mit: Gesundheit, Freude, Freunden, Beweglichkeit, Schmerzfreiheit und einem klaren Kopf. Denn ein Dahindämmern von vielen Jahren in einem kranken Körper kann nicht das Ziel sein.

KURZ UND KNACKIG – AUF EINEN BLICK

1. Derzeit ist unklar, ab wann genau und warum im Körper oder Kopf eine Demenz entsteht.
2. Mit zunehmendem Alter nimmt die Demenzhäufigkeit aller Demenzformen zu.
3. Geeignete Präventionsmaßnahmen könnten die Prävalenz- und Inzidenzraten deutlich senken.

Literatur

Alzheimer Disease International (2015) World Alzheimer report 2015: the global impact of dementia. https://www.alz.co.uk/research/WorldAlzheimerReport2015.pdf. Zugegriffen: 14. Mai 2020

Bickel H (2018) Informationsblatt 1: Die Häufigkeit von Demenzerkrankungen. Deutsche Alzheimer Gesellschaft e. V., Selbsthilfe Demenz, Berlin

Eichler T, Thyrian JR, Hertel J et al (2015) Rates of formal diagnosis of dementia in primary care: the effect of screening. Alzheimers Dement (Amst) 1(1):87–93. https://doi.org/10.1016/j.dadm.2014.11.007

Jung P (2017) Abnahme von Inzidenz und Prävalenz der Demenz, aber Zunahme der Betroffenen. InFo Neurologie & Psychiatrie 19(10):20–20. https://doi.org/10.1007/s15005-017-2320-0

Monsees J, Hoffmann W, Thyrian JR (2019) Prävalenz von Demenz bei Menschen mit Migrationshintergrund in Deutschland. Z Gerontol Geriat 52:654–660. https://doi.org/10.1007/s00391-018-01469-0

Statista (2019) Statistik zur Entwicklung von Demenz in Deutschland. https://de.statista.com/statistik/daten/studie/245519/umfrage/prognose-der-entwicklung-der-anzahl-der-demenzkranken-in-deutschland/. Zugegriffen: 19. Mai 2020

4

Was Ihr Alter für die Demenz bedeutet

Pia Linden

Inhaltsverzeichnis

Alt ist man, wenn man nicht mehr zusammen mit seinen Zähnen schläft

Nicht alle, die alt sind, sind auch dement, aber fast alle, die dement sind, sind alt. Aber was ist das eigentlich: alt? Was hat es mit dieser mysteriösen Lebensperiode namens Alter auf sich? Das Alter ist die Zeit des progressiven Verlusts körperlicher und geistiger Funktionen und die Zeit vor dem Tod. Der worst case. Es ist die Zeit, in der die Menschen sonderbar werden, geizig, verbittert, gelegentlich weise und oft inkontinent. Das Alter ist der Lebensabschnitt, in dem um einen herum mehr Menschen sterben als weiterleben: eine Periode mit steigender Mortalitätsrate. Wissenschaftlich formuliert ist es der Lebensabschnitt, in dem jegliche Aktivität nachlässt und der körperliche

J. Kessler et al., *Der andere Anti-Demenz-Ratgeber*,
https://doi.org/10.1007/978-3-662-60606-3_4

Niedergang seinen Lauf nimmt. Wer bei den Worten „körperlicher Niedergang“ irritiert ist, kann alternativ den Fachterminus verwenden: Seneszenz. Die Seneszenz beginnt ganz offiziell mit dem Ende der Reproduktionszeit, was noch ein großzügiger Zeitpunkt ist, denn die niederschmetternde Wahrheit ist, dass wir den Höhepunkt körperlicher Gesundheit schon zwischen 20 und 30 Jahren erreicht haben. Danach geht es nur noch bergab: von der Nervenleitgeschwindigkeit, über die Sehschärfe und die Elastizität der Haut bis zur Knochendichte. Auch kognitive Funktionen wie das Arbeitsgedächtnis (in dem Informationen bei Verwendung zwischengespeichert, aber auch manipuliert werden können), induktive Schlussfolgerung (das Schließen von einer Beobachtung zu einer allgemeinen Theorie) oder das verbale Gedächtnis (Erinnerung an Gesprochenes) beginnen ab circa 25 Jahren leicht abzunehmen (Hedden und Gabrieli 2004). Wann man den Abschnitt „Alter“ erreicht hat, ist nicht leicht zu klären, denn wie Einstein schon sagte: Zeit ist relativ. Sie könnten so alt sein, wie es auf Ihrer Geburtsurkunde steht (das kalendarische Alter), oder so alt sein, wie Sie aussehen (das biologische Alter). Sie könnten so alt sein, wie Sie von der Gesellschaft gesehen werden (das soziologische Alter), oder so alt sein, wie Sie sich fühlen (das psychologische Alter), so alt sein wie der Grad Ihrer Selbstständigkeit (das funktionale Alter) oder einfach beschließen, dass Sie erst alt sind, wenn Sie in Rente gehen (das bürokratische Alter) – allerdings, was ist dann mit den Frührentnern? Komplizierter wird es, wenn wir noch einen tieferen Blick in Ihre Zellstrukturen werfen, dann lässt sich auf jeder Ebene, für jedes System, Organ und auf jeder Stufe über Ihr Alter diskutieren: Epigenetisch (chemische und strukturelle Veränderungen des Erbguts), kardiovaskulär (Herz-Kreislauf-System), renal (Nieren), endokrin (hormonelles System) und muskuloskeletal (Stütz- und Bewegungssystem). Mehr noch: Wie lautet denn eigentlich Ihr „Brain Age“? Kurzum, es besteht also doch etwas Flexibilität bei der Antwort auf die unmöglichste aller Fragen: „Wie alt sind Sie?“ (Abb. 1).

Alle mehr- und vielzähligen Organismen altern und müssen sterben

Wir könnten unendlich viele Seiten über das Alter füllen, von A wie Altersflecken über R wie Rollator bis Z wie Zahnersatz. Schließlich gibt es sogar eine eigene Wissenschaft, die sich mit dem Alter beschäftigt: G wie Gerontologie. Wir könnten Ihnen erklären, was der Unterschied zwischen normalem (d. h. durchschnittlicher Leistungsabfall mit steigendem Alter, der völlig in Ordnung ist) und pathologischem Altern (d. h. überdurchschnittlicher Leistungsabfall, z. B. aufgrund einer demenziellen Erkrankung)

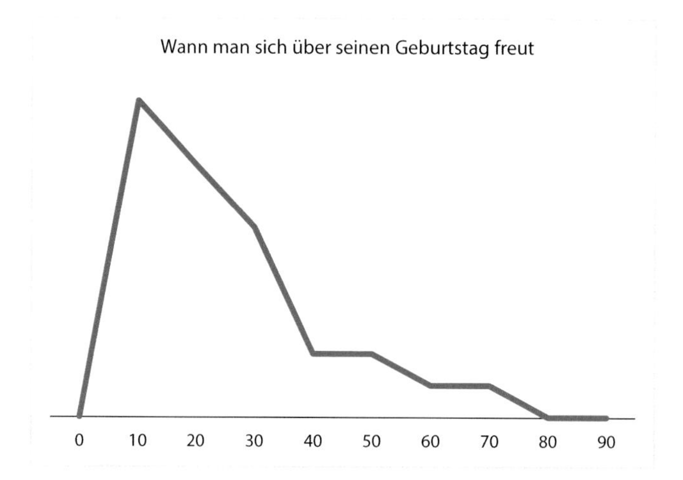

Abb. 1 Die Freude über die eigene Geburt ist wohl am stärksten ausgeprägt zwischen 10 und 20 Jahren und offensichtlich lässt die Begeisterung mit zunehmendem Alter deutlich nach. Irgendetwas muss zwischen dem 20. und 40. Lebensjahr passieren, der Absturz ist offensichtlich

ist (Helmchen und Reischies 1998). Wir könnten über primäres (d. h. physiologische Alterungsprozesse, die unabhängig von Krankheiten in jedem Menschen vor sich gehen) und sekundäres Altern (d. h. äußere Einflüsse, die den Alterungsprozess beschleunigen, wie Krankheiten, schlechte körperliche Gesundheit, Drogenkonsum etc.) sprechen (Matzdorff 2013). Aber das ist alles langweilig, wir brechen es lieber auf folgende Tatsache herunter: Sie werden alt. Das Alter kommt, ob wir es wollen oder nicht. Oder wer weiß, vielleicht ist es auch schon da und hat sich unauffällig von hinten angeschlichen. Frei nach Johann Nestroy zitiert: Jeder möchte alt werden, doch keiner möchte alt sein. Andererseits muss ja ein langes Leben nicht unbedingt auch ein gelungenes sein. Dass man alt wird, ist keine Garantie dafür, dass man weiser, geschweige denn gelassener wird. Oder mit anderen Worten angelehnt an Curt Goetz: Wer in einem gewissen Alter nicht merkt, dass er hauptsächlich von Idioten umgeben ist, der merkt es aus einem gewissen Grund nicht.

Aber keine Sorge, Sie sind mit diesem furchtbaren Schicksal nicht alleine: Alle mehr- und vielzähligen Organismen altern und müssen sterben. So sagte der deutsche Politiker Heiner Geißler einst, von 100 Menschen stürben 100. Es sei denn, man ist ein Struldbrug, wie in Jonathan Swifts Roman „Gullivers Reisen". Diese unsterblichen, fantastischen Bewohner der Insel Luggnagg erfahren mit allen Konsequenzen, was eine ununterbrochene Fortdauer des Lebens bedeutet: Sie verlieren Zähne und Haare,

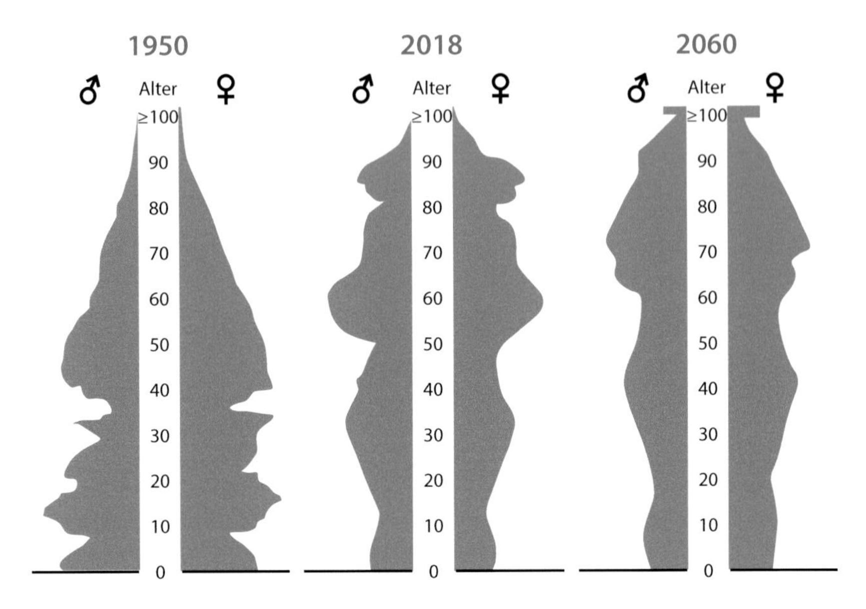

Abb. 2 Früher war die Altersverteilung noch eine richtige Pyramide, wie wir sie aus Ägypten kennen. Unten gab es viele Junge und oben wenig Alte. Heute sieht die Verteilung eher aus wie ein Dönerspieß

und, als wenn das noch nicht schlimm genug wäre, sie können auch keine Geschmacksunterschiede mehr wahrnehmen und sind dazu verdammt, ihr Essen ohne Vergnügen zu konsumieren: „Sie boten den niederdrückendsten Anblick, den ich jemals gesehen habe, und die Frauen sahen noch scheußlicher aus als die Männer" (Swift 2011). Nicht nur äußerlich macht sich die Misere bemerkbar: Die Struldbrugs werden krank und nicht mehr gesund, aber vor allem werden sie schrecklich vergesslich: „Beim Sprechen vergessen sie die gewöhnlichen Bezeichnungen von Sachen und die Namen von Personen, sogar derjenigen, die ihre nächsten Freunde und Verwandten sind. Aus demselben Grund können sie sich niemals mehr mit dem Lesen die Zeit vertreiben, weil ihr Gedächtnis nicht ausreicht, sie vom Anfang eines Satzes bis zum Ende zu bringen; und durch dieses Gebrechen werden sie der einzigen Unterhaltung beraubt, derer sie sonst fähig wären." (Swift 2011). Wer will unter diesen Umständen schon unsterblich sein? (Abb. 2).

Dann doch lieber eine mehrjährige Pflanze – die meisten von denen sind nämlich quasi unsterblich und, fast noch wichtiger, altern nicht. Viele unserer grünen Freunde können nur durch äußere Umstände sterben, ansonsten geht's immer so weiter wie bisher. Auch in weiteren literarischen und kinematografischen Meisterwerken ist das Thema Unsterblichkeit äußerst beliebt: MacLeod, der Highlander, dessen Leben in dem Film „Es kann nur einen geben“ zu sehen ist, wurde angeblich 1518 geboren und betreibt noch bis in die Neuzeit hinein Schwertkämpfe. Auch bei den Brüdern Grimm geht es in dem Märchen „Gevatter Tod“ wieder nur um das Eine: Um jeden Preis wird versucht, Unsterblichkeit anzustreben. Eos, die rosenarmige Göttin der Morgenröte, bat Zeus für Tithonos, einer ihrer späteren Gatten, um Unsterblichkeit. Sie vergaß dabei unglücklicherweise, auf ewige Jugend zu bestehen. Die Gnade des Sterbens war ihm versagt – er schrumpfte, und seine Stimme wurde so schrill, dass Zeus ihn schließlich in eine Zikade verwandelte. Daher flaniert die Morgenröte stets mit einer Zikade. Weitere Lebewesen, die ewig leben können, wären Vampire, also reaktivierte Leichname. Die können durch ausreichende Blutzufuhr ewig leben, wobei gestattet sein muss zu fragen, ob Tote überhaupt sterben können. Graf Dracula aus Transsilvanien ist so einer, wobei dessen Einordnung in eine Systematik respektive Taxonomie vor allem Biologen Schwierigkeiten bereiten dürfte. Ist das ein Lebewesen? Wenn ja: Pflanze oder Tier? Von den Vampiren ist es nicht weit zu den Zombies, die als Wiederkehr von Verstorbenen gelten, die träge umherirren, aber noch einmal getötet werden können. In „The Walking Dead“ nur, wenn ihr Hirn zerstört wird. Auch hier warten wir noch auf naturwissenschaftliche Erklärungen für das Phänomen. Wortwörtlich andersherum geht es im Buch „The Curious Case of Benjamin Button“ (Fitzgerald 1922). Benjamin wird alt geboren und im Laufe der Zeit immer jünger. Etwas Ähnliches beschrieb Ilse Aichinger in ihrer „Spiegelgeschichte“ von 1949, indem sie gegenchronologisch eine Sterbende zurück zu ihrer Geburt führt. Als Greis anzufangen und dann ein Jugendlicher zu werden ist nicht komplikationslos, aber sicher interessant.

Japanische Frauen leben am längsten

Zurück in die Realität. Es können sich tatsächlich einige niedere Organismen über einen nicht endenden Aufenthalt auf diesem Planeten freuen: Amöben zum Beispiel und auch die Qualle Turritopsis nutricula. Wenn diese Organismen dann allerdings doch mal ins Gras beißen, das heißt, wenn das Wasser im Ozean zu warm wird oder man auf dem Teller eines anderen Tieres landet, wird es dramatisch: Das Lebensende dieser potenziell unsterblichen Erdbewohner nennt man Katastrophentod. Vielleicht ist es für uns Menschen dann doch besser, dass wir durchschnittlich circa 81 Jahre haben, bevor wir ruhig und unspektakulär, hoffentlich ohne Katastrophe, den Abgang machen. Frauen haben sogar noch etwas mehr Lebenszeit als

Männer, in Deutschland beträgt deren Lebenserwartung circa 83 Jahre, für Männer dagegen nur 78 Jahre. Den Rekord des ältesten Menschen hält eine Französin namens Jeanne Louise Calment mit 122 Jahren, auf dieser Liste der ältesten Menschen wird erst Platz 16 von einem Mann belegt. Woran liegt es, dass Frauen einen pauschalen Lebenszeitvorschuss haben? Das könnte biologische Gründe haben (Austad 2006), vielleicht auch soziologische: das Patriarchat ist Schuld (Stanistret et al. 2005). Männer sind häufiger Opfer von Verkehrsunfällen, begehen dreimal so häufig erfolgreich Suizid wie Frauen, haben mehr Arbeitsunfälle, rauchen häufiger, trinken mehr Alkohol, sind eher übergewichtig, ignorieren es eher, wenn sie hohen Blutdruck haben (den sie übrigens sowieso auch häufiger haben) und gehen ganz allgemein auch seltener zum Arzt (Pinkhasov et al. 2010). Etwas älter werden Männer aber, wenn sie rechtzeitig kastriert werden. Einem südkoreanischen Forschungsteam zufolge steigt die Lebenserwartung um etwa 14–20 Jahre. Das lassen zumindest die Daten zu, die von Eunuchen vorliegen und die es zuhauf am koreanischen Herrscherhof vom 13. bis zum 20. Jahrhundert gab (Min et al. 2012). Aber halt, nicht nur das Geschlecht oder die Geschlechtsteile haben einen Einfluss auf das Alter, sondern auch, wo man lebt. Innerhalb Europas liegen die südlichen Länder vorn: In Spanien wird man mit durchschnittlich 83 Jahren am ältesten. Am frühesten stirbt man im Osten und Nordosten: Bulgarien, Rumänien und Lettland haben eine durchschnittliche Lebenserwartung von circa 74 bzw. 75 Jahren. Schlimmer wird's, wenn man Europa verlässt: In vielen Ländern Afrikas liegt die durchschnittliche Lebenserwartung auch heute noch bei circa 50 Jahren, in Russland werden Männer durchschnittlich nur 66,5 Jahre alt – ihre weiblichen Landesgenossen dagegen mehr als 10 Jahre älter, nämlich 76 Jahre (United Nations 2017).

Wie fühlt sich das an, alt zu sein? Mein Großvater beschwerte sich immer darüber, dass die Jugend heutzutage gar keinen Respekt mehr vor der älteren Generation hat. Dabei steht im Alten Testament: „Wer den Alten verspottet, verhöhnt dessen Schöpfer" (17:5 HFA). Je nach Kulturkreis werden die Alten entweder hoch angesehen oder verachtet: In Japan gibt es einen gesetzlichen Feiertag zur Ehrung der Alten, auf Japanisch: 敬老の日. Im Konfuzianismus wird gelehrt, dass der Mensch sich geehrt fühlen und stolz sein sollte, dass er alt wird. Eine der Traditionen des Feiertags ist, alten Menschen zu gratulieren und sie zum Essen einzuladen. Kein Wunder, dass die zurzeit am längsten lebende Person auf dieser Erde eine Japanerin ist: Kane Tanaka ist 116 Jahre alt. In einem Interview erzählt sie, dass sie gerne Gedichte schreibt und Spaziergänge mit ihrem Rollator unternimmt. Das klingt, als hätte zumindest diese Dame Frieden mit ihrem hohen Alter geschlossen. „Verzweiflung versus Ich-Integrität" nannte der Psychologe Erik Erikson in seinem „Stufenmodell der psychosozialen Entwicklung" den Hauptkonflikt im Alter, denn im finalen Abschnitt unseres Lebens können wir das Altern von Körper und Geist, sowie die Tatsache, dass der Tod bald an die Tür klopfen wird, entweder akzeptieren (Ich-Integrität) oder alternativ wahnsinnig werden (Verzweiflung) (Erikson 1959). Andere Möglichkeiten gibt es momentan leider noch nicht, auch wenn die Biotech-Industrie fleißig daran arbeitet: Life extension nennt sich der Zweig der Branche, der sich damit beschäftigt, irgendeinen Weg zu finden, das Leben künstlich zu verlängern (Abb. 3).

Das Altern unserer Zellen

Was geschieht eigentlich in uns drin, wenn wir außen langsam beginnen zu verschrumpeln? Da in der Forschung noch nicht endgültig geklärt ist, warum wir Menschen und alle anderen höheren Organismen überhaupt altern und sterben müssen, gibt es viele verschiedene Theorien darüber, was für Prozesse dafür sorgen, dass dies mit Körper und Geist geschieht.

Zellteilung bei IKEA

Im Prinzip ist allen Übels Ursprung, dass unsere Zellen sich teilen. Schließen Sie für einen Moment Ihre Augen und versetzen Sie sich zurück in den Biologieunterricht in Ihrer Schulzeit. Da haben Sie bestimmt gelernt: Unser Körper besteht aus circa 100 Billionen Zellen: Nervenzellen, Haarzellen, Knochenzellen, Hautzellen, einfach alles ist eine Zelle. Diese Zellen erneuern sich immer wieder. Zellen sterben regelmäßig ab und werden durch neue, in Zytokinese (Zellteilung) entstandene Zellen ersetzt. Mit dem steigenden Alter wird diese Zellerneuerung etwas langsamer, die Regeneration funktioniert immer schlechter. Irgendwann hört sie ganz auf: der irreversible Zellteilungsstopp tritt ein (Schosserer et al. 2015). Die Bauanleitung für die Erneuerung der Zellen steckt in jeder Zelle selbst: In der Desoxyribonukleinsäure oder kurz: DNA. Die wird gelesen und dann wird die neue Zelle genauso gebaut, wie es in der vorherigen geschrieben stand. Stellen Sie sich vor, Sie haben ein neues IKEA-Regal gekauft. Ausnahmsweise waren alle Schrauben im Bausatz enthalten. Sie nehmen die Gebrauchsanweisung, folgen den Instruktionen und bauen das Teil auf. In Wirklichkeit würde das natürlich nie so reibungslos klappen, aber wir lassen

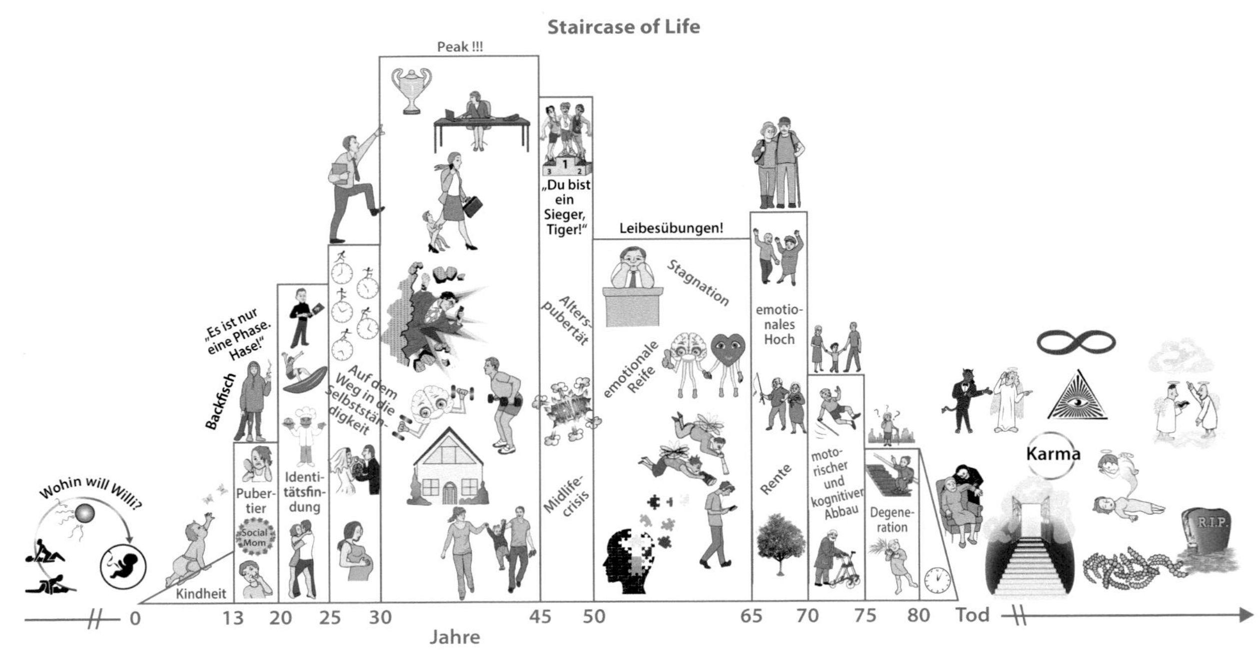

Abb. 3 Bei dieser Lebenstreppe gibt es Mutmaßungen über Ereignisse vor der Geburt und nach dem Tod. Eine beliebte Darstellung über das Kommen und Gehen des Menschen, wie es im 17. und 18. Jahrhundert gesehen wurde. Neuzeitliche Adaptation

mal unsere Fantasie spielen. Also: Das Regal steht vor Ihnen, Billy oder Ivar, wackelt ein bisschen, aber im Grunde sieht es genauso aus, wie Sie es im IKEA-Katalog gesehen haben. Zufrieden gehen Sie ins Bett, unwissend, dass des Nachts seltsame Dinge mit Ihrem IKEA-Regal geschehen werden: Auf magische Weise wird es sich klonen und zwar, indem es sich exakt in der Mitte teilt und die beiden Hälften einfach wieder auf ihre ursprüngliche Größe zurückwachsen. Genauso, wie es in der Gebrauchsanweisung abgebildet ist. Am nächsten Morgen wachen Sie fröhlich und nichtsahnend auf, kommen in Ihr Wohnzimmer und staunen über die zwei identischen Haufen Holzbretter, Schrauben und Dübel, die da vor Ihnen auf dem Boden liegen. Was zum…? Sie nehmen die Gebrauchsanweisung und bauen, diesmal mit gerunzelter Stirn, die beiden Regale wieder auf. Abends gehen Sie ins Bett, und wenn Sie am nächsten Morgen aufwachen, werden dort nun vier Bausätze für Ihr Billy-Regal auf dem Wohnzimmerteppich liegen. Klingt fast wie das Schicksal, das Sisyphos ereilte (bis in alle Ewigkeit einen Fels bergauf zu rollen und an der Spitze angelangt immer wieder herunterzurollen), besonders, wenn Sie sich vorstellen, dass das circa 70 Jahre lang, jeden Tag aufs Neue passieren wird. Nach 70 Jahren wird Ihre IKEA-Gebrauchsanweisung schon ziemlich mitgenommen aussehen, zerfleddert, zerknautscht, vielleicht hat sie einen Brandfleck, weil Sie vor lauter Ärger angefangen haben, zu rauchen. Was stand da oben links nochmal, wohin kam nochmal die Schraube? An welche Ecke genau der Dübel? Das Regal wird nach dem Aufbauen keinesfalls mehr aussehen wie das erste: Stattdessen eher so, wie es in Realität bereits nach dem ersten Aufbauen aussähe: An der einen Seite wackelt es, zwei Schrauben fehlen, die Regalbretter hängen schief. Etwa dasselbe wird mit der Gebrauchsanweisung in Ihren Zellen geschehen, und am Ende werden Ihre Zellen wohl auch nicht mehr aussehen wie ein brandneues schwedisches Möbelstück, sondern eher wie ein gebrauchtes, schiefes „Regal" vom Flohmarkt. Um den Verschleiß der DNA zu erforschen, schaut man vor allem auf die Mitochondrien und die sogenannte mitochondriale DNA (Jin 2010).

Freie Radikale (auch der Name einer deutschen Punkband)

Was genau die Zellen dazu bringt, am Ende so zerfetzt, verschlissen und schließlich unbrauchbar zu werden, dazu gibt es verschiedene Theorien. Einige Zeit sprach man viel über die sogenannten freien Radikale, die, wenn im Übermaß vorhanden, unsere Zellen angreifen und makromolekulare

Schäden erzeugen (Liguori et al. 2018). Sie beschädigen hauptsächlich die DNA, über die wir im vorherigen Abschnitt bereits gesprochen hatten: die Bauanleitung für das IKEA-Regal unserer Zellen. Ist diese aufgrund des Vandalismus freier Radikaler unleserlich geworden, können sich die Zellen nicht mehr funktionsfähig teilen. Wir alle haben freie Radikale in unserem Körper, denn sie spielen eine wichtige Rolle in dem Prozess der Sauerstoffversorgung der Zellen. Bloß, wenn die freien Radikalen überhand gewinnen, sieht es nicht mehr so gut aus: Forscher fanden heraus, dass Menschen mit Krankheiten wie Osteoporose, Krebs, Rheuma oder Alzheimer mehr freie Radikale in ihren Körpern aufweisen als Gesunde (Srivastava und Kumar 2015). Beim Hutchinson-Gilford-Progerie-Syndrom, einer äußerst seltenen Krankheit, kommt es schon in der Kindheit zu einer vorzeitigen Vergreisung, da der Körper nicht fähig ist, eine gesunde Anzahl von freien Radikalen aufrechtzuerhalten. Infolgedessen steigt die Anzahl von freien Radikalen stetig an, die den Körper unkontrolliert angreifen. Gibt es zu viele freie Radikale im Körper, kommt es zu einem Prozess, den man oxidativen Stress nennt. Kurz erklärt ist es nämlich so: Freie Radikale sind chemische Verbindungen, denen in der Struktur ein Molekül fehlt. Wird ein frisches Sauerstoffmolekül in die Zelle geliefert, reißt ein freier Radikaler dieses so schnell wie möglich an sich. Gibt es zu viele freie Radikale in einer Zelle, klauen diese den Zellen ihren Sauerstoff und die Zelle gerät wortwörtlich in Atemnot oder hochgestochen ausgedrückt: in oxidativen Stress. Wird eine Zelle nicht mehr mit ausreichend Sauerstoff versorgt, stirbt diese ab. In einem gesunden Körper ist nicht nur die Anzahl der freien Radikalen begrenzt, sodass die Zellen stets genügend Sauerstoff zur Verfügung haben, sondern es gibt auch noch das Gegenstück zu den freien Radikalen: die Antioxidantien. Antioxidantien sind wiederum chemische Verbindungen, die immer ein Extra-Sauerstoffmolekül in der Tasche haben (Sies 2000). In einem gesunden Körper herrscht also ein gesundes Gleichgewicht zwischen freien Radikalen und Antioxidantien – und dieses Gleichgewicht lässt sich unterstützen: mit der richtigen Ernährung, ausreichender Vitaminversorgung und der Vermeidung von Umweltbelastungen, Alkohol, Zigaretten oder übermäßiger Exposition von UV-Strahlung (Aseervatham et al. 2013).

Telomere

Im Fokus der aktuellen Forschung aber stehen die Telomere (Aubert und Landsdorp 2008). Die kann man sich wie Schutzkappen oder kleine Schwänzchen vorstellen, die an den Enden der Chromosomen sitzen und diese vor Verschleiß schützen und die sich bei Zellteilung verkürzen. Stellen Sie sich also vor, dass Ihre Gebrauchsanweisung für das IKEA-Regal an den Rändern laminiert ist. Aber auch die Telomere nutzen sich jedes Mal, wenn Sie ein neues Regal zusammenbauen, etwas mehr ab und werden ein Stückchen kürzer. Erreichen sie einen kritischen Wert, kann sich die Zelle nicht mehr teilen und Sie können Ihre schöne Gebrauchsanweisung in die Tonne kloppen. Forscher beschreiben die über die Lebensspanne schrumpfende Länge der Telomere als eine Art Zähler, der angibt, wie oft die Zelle sich bis zum irreversiblen Zellteilungsstopp noch vermehren kann (Schosserer et al. 2015). Auch hier kann der Lebensstil einen Einfluss haben: Es gibt Studien, die bei der regelmäßigen Praxis von Meditation und Yoga eine Verlangsamung bzw. Stabilisierung beobachteten. Der Wirkmechanismus hier ist wahrscheinlich die Verminderung von Stress (Conklin et al. 2019).

Apoptose

In einer weiteren Theorie, die sich damit beschäftigt, warum unser Körper altert, geht es um Apoptose. Apoptose ist ein kompliziert klingendes Wort, für etwas, was man auch als vorprogrammierten Suizid einer Zelle bezeichnen könnte. Dabei schaltet sich eine Zelle von selbst aus, z. B. weil ihre DNA beschädigt ist. Die Apoptose ist ein wichtiger Mechanismus für viele Prozesse unseres Körpers, wie etwa im Immunsystem, welches anhand dieses Mechanismus potenziell schädliche Zellen abbaut. Allerdings ist sie auch an Krebs oder Autoimmunerkrankungen wie Rheuma beteiligt und Forscher mutmaßen, dass Apoptose auch etwas damit zu tun hat, dass unser Körper mit dem Fortschreiten der Jahre verschrumpelt (Kavathia et al. 2009).

Das FOXO3-Gen

Vielleicht hat das Ganze aber auch etwas mit unseren Genen zu tun: Ein bestimmter Typ des sogenannten FOXO3-Gens wird mit Langlebigkeit assoziiert, bisher weiß man aber noch nicht, was genau damit in unserem Körper passiert. So viel lässt sich sagen: Forscher fanden heraus, dass das FOXO3-Gen (auch Methusalem-Gen, nach Methusalem, der einer Quelle zufolge 969 Jahre alt wurde) bei hundertjährigen Menschen überdurchschnittlich oft angetroffen werden kann (Willcox et al. 2016; Flachsbart et al. 2009). Unsere genetische Vorprogrammierung trägt also dazu bei, wie lange wir leben und wie gesund wir sind, einen genauso großen Einfluss auf unsere Gesundheit, wenn nicht sogar noch größer, hat jedoch unser Lebensstil.

Und was hat das alles jetzt eigentlich mit Demenz zu tun?

Die gute Nachricht ist, Sie sind dem fiesen Alterungsprozess Ihrer Zellen nicht hoffnungslos ausgeliefert. Das ist auch der Grund dafür, dass manche mit 60 Jahren noch fit wie ein Turnschuh sind, andere dagegen wirken, als wären sie schon 20 Jahre älter. Wenn Sie auf eine konstante minimale körperliche Gesundheit bei maximaler Vermeidung geistiger Aktivität achten, können Sie schon viel früher, viel älter sein, als es Ihnen die Biologie ins Programm geschrieben hat. Denn das steigende Alter bedeutet auch die Zunahme demenzieller Erkrankungen: Sind etwa 3 % der 70-Jährigen dement, so sind es dann etwa 40 % der über 90-Jährigen (vgl. Kap. 3). Dann hört die Statistik auf. Aber so weit wollen wir es gar nicht kommen lassen. Halten wir an dieser Stelle fest: Wenn die 40-Jährigen eine Demenzhäufigkeit wie die 90-Jährigen erreicht haben, dann wurde dieses Buch nicht umsonst geschrieben. Dennoch gilt: Je älter Sie sind, desto mehr sind Sie auf der sicheren Seite. Wie genau das geht und was Sie dabei beachten müssen, werden wir Ihnen in diesem Buch skizzieren.

KURZ UND KNACKIG – AUF EINEN BLICK

1. Warum wir altern und was genau im Körper passiert, wenn wir altern, ist wissenschaftlich noch nicht vollends geklärt.
2. Aber nicht nur die Zeit, sondern auch das Alter ist relativ: Mit den richtigen genetischen Voraussetzungen und einem gesunden, stressfreien Lebensstil, haben Sie die Chance, auch im Alter noch fit zu bleiben.
3. Fest steht: Je älter man ist, desto höher ist das Risiko, an einer Demenz zu erkranken.

Literatur

Aseervatham GSB, Sivasudha T, Jeyadevi R et al (2013) Environmental factors and unhealthy lifestyle influence oxidative stress in humans – an overview. Environ Sci Pollut Res Int 20(7):4356–4369. https://doi.org/10.1007/s11356-013-1748-0

Aubert G, Lansdorp PM (2008) Telomeres and aging. Physiol Rev 88(2):557–579. https://doi.org/10.1152/physrev.00026.2007

Austad SN (2006) Why women live longer than men: sex differences in longevity. Gend Med 3(2):79–92. https://doi.org/10.1016/s1550-8579(06)80198-1

Conklin QA, Crosswell AD, Saron CD et al (2019) Meditation, stress processes, and telomere biology. Curr Opin Psychol 28:92–101. https://doi.org/10.1016/j.copsyc.2018.11.009

Erikson EH (1959) Identity and the life cycle: selected papers. International Universities Press Inc, New York
Flachsbart F, Caliebe A, Kleindorp R et al (2009) Association of FOXO3A variation with human longevity confirmed in German centenarians. PNAS 106(8):2700–2705. https://doi.org/10.1073/pnas.0809594106
Fitzgerald FS (1922) The Curious Case of Benjamin Button. Collier's Weekly, USA
Hedden T, Gabrieli JD (2004) Insights into the ageing mind: a view from cognitive neuroscience. Nat Rev Neurosci 5(2):87–96. https://doi.org/10.1038/nrn1323
Helmchen H, Reischies FM (1998) Normales und pathologisches kognitives Altern. Nervenarzt 69(5):369–378. https://doi.org/10.1007/s001150050285
Jin K (2010) Modern biological theories of aging. Aging Dis 1(2):72–74
Kavathia N, Jain A, Walston J et al (2009) Serum markers of apoptosis decrease with age and cancer stage. Aging 1(7):652–663. https://doi.org/10.18632/aging.100069
Liguori I, Russo G, Curcio F et al (2018) Oxidative stress, aging, and diseases. Clin Interv Aging 13:757–772. https://doi.org/10.2147/CIA.S158513
Matzdorff P (2013) Grundlagen zur Erforschung des Alterns. Springer, Frankfurt
Min KJ, Lee CK, Park HN (2012) The lifespan of Korean eunuchs. Curr Biol 22(18):R792–R793. https://doi.org/10.1016/j.cub.2012.06.036
Pinkhasov RM, Wong J, Kashanian J et al (2010) Are men shortchanged on health? Perspective on health care utilization and health risk behavior in men and women in the United States. Int J Clin Pract 64(4):475–487. https://doi.org/10.1111/j.1742-1241.2009.02290.x
Schosserer M, Grubeck-Loebenstein B, Grillari J (2015) Grundlagen der biologischen Alterung. Z Gerontol Geriatr 48(3):285–294. https://doi.org/10.1007/s00391-015-0857-4
Sies H (2000) What is oxidative stress? In: Keaney J (Hrsg) Oxidative stress and vascular disease. Springer, Boston, S 1–8
Srivastava KK, Kumar R (2015) Stress, oxidative injury and disease. Indian J Clin Biochem 30(1):3–10. https://doi.org/10.1007/s12291-014-0441-5
Stanistreet D, Bambra C, Scott-Samuel A (2005) Is patriarchy the source of men's higher mortality? J Epidemiol Community Health 59(10):873–876. https://doi.org/10.1136/jech.2004.030387
Swift J (2011) Gullivers Reisen (Orginalwerk veröffentlicht 1726, 1735, 1765). Philipp Reclam Junior, Stuttgart
United Nations (2017) World mortality report 2015 – highlights (ST/ESA/SER.A/382).
Willcox BJ, Tranah GJ, Chen R et al (2016) The FoxO3 gene and cause-specific mortality. Aging Cell 15(4):617–624. https://doi.org/10.1111/acel.12452

5

Was ist angeboren? Stammbäume der Demenz

Josef Kessler

Inhaltsverzeichnis

Demenzen sind in der Regel multifaktoriell determiniert, wenige von ihnen folgen dem Mendelschen Erbgang. Multifaktoriell heißt, dass es ein kompliziertes Zusammenspiel von Risikogenen, protektiven Genen und Umweltfaktoren ist, die das Risiko heben oder senken, um an einer Demenz zu erkranken. Es gilt auch, dass die Häufigkeit eines Merkmals, hier die Demenz, nicht notwendigerweise eine genetische Basis hat. Das bedeutet also: Nur weil die Blutsverwandten dement sind, muss das nicht heißen, dass man die eigene geistige Gesundheit gleich abstempeln muss.

Nach vorsichtiger Schätzung haben etwa 25 % der Bevölkerung über 55 Jahren einen Verwandten, der an einer Demenz erkrankt ist. Aber Achtung: Demenz ist nicht gleich Demenz. Die verschiedenen Demenzformen haben ihren eigenen Erbgang, ihre eigenen vulnerablen Gene und möglicherweise ihre eigenen Risikofaktoren (Diehl-Schmid und Oexle 2015; Müller und Bertram 2016).

J. Kessler et al., *Der andere Anti-Demenz-Ratgeber*,
https://doi.org/10.1007/978-3-662-60606-3_5

Alzheimer Erkrankung

Nach der älteren Nomenklatur wurde in eine präsenile Form (<65 Jahre) und eine senile Form (≥65 Jahre) unterteilt. Das 65. Lebensjahr war die Trennlinie, wobei es eigentlich keine biologisch fundierte Begründung für diese Entscheidung gab. Vielleicht orientierte man sich bei der Unterteilung an Bismarcks Rentengesetzgebung, bei der das Rentenalter 1916 von 70 Jahren auf 65 Lebensjahre fixiert wurde. Manche meinen, dass diese Festlegung wohl darauf basiert, dass bei der damaligen harten Arbeit und den damit verbundenen vielen täglichen Arbeitsstunden und wenig Freizeit nicht allzu viele bis zum Bismarck'schen Rentenalter durchhielten. Da musste man schon sehr robust sein.

Um Modernität zu suggerieren, ist man inzwischen ins Englische umgestiegen: Heute heißen sie „Early-onset Alzheimer's disease" und „Late-onset Alzheimer's disease". Also, dasselbe, aber hört sich halt schicker an. Die Häufigkeit der ersteren wird mit etwa 5 % angenommen. In einer umfangreichen Studie zur Genetik wurden bislang einige Risikogene identifiziert, Suszeptibilitätsgene genannt. Das wohl bekannteste ist APOE, das sich auf dem 19. Chromosom befindet und das Gen für das Apolipoprotein Epsylon ist. Das heterozygote e4-Allel erhöht das Alzheimer-Risiko bei Menschen mit 85 Jahren bei Männern von 11 % auf 25 % und bei Frauen von 14 % auf 30 %, bei homozygoten Trägern auf 51 % respektive 60 %. Man kann diese Genvariation im Blut feststellen, sie ist jedoch ohne therapeutischen Nutzen. Der wichtigste genetische Risikofaktor ist eine Variante des für Apolioprotein E kodierenden Gens. Das APOE-Gen kommt in 3 Varianten vor, die man als E2, E3, E4 bezeichnet, letztere kommt bei gesunden Personen zu etwa 8 % und bei Alzheimer Erkrankten zu etwa 48 % vor. Auch andere Biomarker wie Amyloid Beta 1–42 sowie Tauproteine schwimmen in der Rückenmarksflüssigkeit und sind nur durch eine von Patienten wenig geschätzte Liquor-Punktion zu diagnostizieren. Die Nervenflüssigkeit wird bei dieser Methode mit Hilfe einer Spritze dem unteren Rückenmarkkanal entnommen (für einen Überblick: Wiltfang et al. 2019; Finckh 2006).

Beim autosomal-dominanten Erbgang haben Kinder ein 50 %iges Risiko, ebenfalls Mutationsträger zu sein. Es wurden drei Genvarianten beschrieben, die als monogene Ursachen der Alzheimer Erkrankung gelten. Es sind die Gene PSEN 1 (14. Chromosom), APP (21. Chromosom) und PSEN 2 (1. Chromosom). Noch einmal: Das Vorkommen einer Alzheimer Erkrankung im direkten Erbgang ist selten. Die meisten Fälle treten sporadisch auf. Für einen Überblick bietet sich die Arbeit von Wiltfang et al. (2019) an.

Vaskuläre Demenz

Es existieren nur sehr wenige verlässliche Daten; es scheint jedoch Hinweise zu geben, dass es einen Zusammenhang mit der APOE-Genvariante und der vaskulären Demenz gibt (Diehl-Schmid und Oexle 2015; Karlsson et al. 2017).

Frontotemporale Demenzen

Hier ist vieles unübersichtlich. In 40 % aller Fälle liegt eine positive Familienanamnese zugrunde, d. h. bei jemandem aus dem engeren Familienumfeld gab es bereits die Diagnose frontotemporale Demenz. Man geht davon aus, dass ein autosomal-dominanter Erbgang in mindestens 10 % der Fälle vorliegt. Es werden über 150 Mutationen von 6 Genen beschrieben. Die Genorte sind die Chromosomen 17, 9 und 3. Es wurden auch genetische Überlappungen zwischen der behavioralen Variante der frontotemporalen Demenz, der semantischen Demenz und der nichtflüssigen progredienten Aphasie mit anderen neurodegenerativen Erkrankungen beschrieben (Otto et al. 2018).

Und dann gibt es auch noch andere

Andere monogen verursachte Demenzerkrankungen sind: Prionen-Erkrankungen, Chorea Huntington, Morbus Wilson, Morbus Niemann-Pick Typ C und CADASIL.

Eine Anmerkung zur Epigenetik

In letzter Zeit werden auch immer häufiger epigenetische Befunde bei der Entstehung von Demenzen diskutiert. Bei der Epigenetik wird untersucht, wie Umwelteinflüsse Markierungen im Genom bei gleicher DNA-Sequenz hinterlassen. Diese Markierungen sind überdauernd und werden bei der Zellteilung nur weitergegeben. Das hat den Vorteil oder auch Nachteil, dass Merkmale, die nicht in der Basensequenz der DNA fixiert sind, weitergegeben werden können. Es werden also doch Informationen im weitesten Sinne von der Umgebung weitergegeben und nicht, wie früher angenommen, bei der Entwicklung von Spermien und Eizellen vollständig gelöscht. Epigenetik ist also eine Änderung der Genexpression, bei der die Basensequenz unverändert bleibt. Für die Demenz bedeutet das, dass zumindest biochemische Änderungen, die neurodegenerative Prozesse indizieren, durch Verhaltensweisen der Eltern, deren Erfahrungen und durch Umwelteinflüsse getriggert werden können. In diesem Zusammenhang wird immer eine Studie aus den Niederlanden zitiert, die ursächliche Einflüsse der Umwelt aufzeigen konnte. Der Winter 1944/1945 war in den Niederlanden geprägt von äußerster Hungersnot und Elend. Die dort geborenen Kinder waren kleiner, hatten im Erwachsenenalter mehr neuropsychiatrische Probleme, sie waren dicker und hatten mehr Herz-Kreislauf-Probleme. Auch in den nachfolgenden Generationen waren diese Probleme noch oft nachzuweisen (Veenendaal et al. 2013). Das, was früher als unmöglich galt, nämlich das Verhalten vererbt wird, scheint durch die Epigenetik wohl bestätigt zu sein.

Die Genetik der Demenz ist umfassend, hochkomplex und vermutlich sind einige Risikogene, insbesondere bei der Alzheimer Erkrankung noch nicht identifiziert. Es kann als gesichert gelten, dass die meisten Fälle von Alzheimer Demenz sporadisch entstehen und allenfalls ein leicht erhöhtes Risiko besteht, wenn Blutsverwandte an dieser Erkrankung leiden. Es gibt nur wenige „Alzheimer-Familien", bei denen gewiss ist, dass auch die Kinder daran erkranken werden.

Als therapeutische Option taugen Genmanipulationen derzeit noch nicht.

Die größte Sorge ist wohl: Mein/e Mutter/Vater ist an einer Demenz gestorben. Wird mein Leben auch so enden? Besteht eine Gefahr für meine Kinder? Die Antwort: Die Sorge ist in den meisten Fällen unbegründet.

KURZ UND KNACKIG – AUF EINEN BLICK

1. Wenn Blutsverwandte an einer Demenz erkrankt sind, heißt das noch lange nicht, dass die Demenz an die Nachkommen weitergegeben wird.
2. Genetische Therapien sind derzeit noch keine Option bei Demenzerkrankungen, auch in absehbarer Zeit nicht.
3. Jede Demenzerkrankung hat ihre eigenen Risikogene.

Literatur

Diehl-Schmid J, Oexle K (2015) Genetik der Demenzen. Nervenarzt 86(7):891–890; quiz 901–902. doi: https://doi.org/10.1007/s00115-015-4276-y

Finckh U (2006) Genetische Faktoren bei Alzheimer Demenz. Dtsch Ärztebl 103(15):A1010–A1016

Karlsson IK, Ploner A, Song C et al (2017) Genetic susceptibility to cardiovascular disease and risk of dementia. Transl Psychiatry 7(5):e1142. https://doi.org/10.1038/tp.2017.110

Müller U, Bertram L (2016) Informationsblatt 4: Die Genetik der Alzheimer-Krankheit. Deutsche Alzheimer Gesellschaft e. V., Selbsthilfe Demenz, Berlin

Otto M, Feneberg E, Anderl-Straub S (2018) Frontotemporale Demenz. Klinikarzt 47(10):472–476. https://doi.org/10.1055/a-0742-4753

Veenendaal MV, Painter RC, de Rooij SR et al (2013) Transgenerational effects of prenatal exposure to the 1944–45 Dutch famine. BJOG 120(5):548–554. https://doi.org/10.1111/1471-0528.12136

Wiltfang J, Bouter C, Schmidt U (2019) Alzheimer Demenz: Neurobiologie, Diagnostik und experimentelle Ansätze. PSYCH up2date 13(5):375–390. doi: https://doi.org/10.1055/a-0748-9087

6

Männer, Frauen und Demenz: Gibt es Geschlechtsunterschiede?

Ann-Kristin Folkerts

Inhaltsverzeichnis

Wir können hier eines direkt vorwegnehmen: Sie haben ungeachtet Ihres Geschlechts stets gute Chancen, früher oder später zum exklusiven Club der weltweit 50 Mio. Demenzkranken zu gehören! Dennoch gibt es Unterschiede zwischen Frauen und Männern im Hinblick auf das Demenzrisiko, die Auswirkungen von Demenzrisikofaktoren sowie den Verlauf der Erkrankung. Bitte entschuldigen Sie an dieser Stelle, dass wir das dritte Geschlecht aktuell noch nicht in den Blick nehmen können. Die Forschung hängt hier noch hinterher.

J. Kessler et al., *Der andere Anti-Demenz-Ratgeber*,
https://doi.org/10.1007/978-3-662-60606-3_6

Frauen sind von der Venus, Männer vom Mars: Die neuropsychologischen Unterschiede bei gesunden Frauen und Männern und zugrunde liegende Ursachen

An dieser Stelle können wir all unsere bekannten Geschlechter-Stereotype hervorholen: Frauen können nicht einparken, Männer sind nicht multitaskingfähig und bereits Grundschülerinnen sind ihren männlichen Mitstreitern in naturwissenschaftlichen Fächern unterlegen. Tatsächlich beruhen diese Stereotypen auf wissenschaftlichen Erkenntnissen, die allerdings durch große Inkonsistenz und Widersprüchlichkeit gekennzeichnet sind. Nichtsdestotrotz lassen sich in den Bereichen Raumkognition, Sprache, Wahrnehmung und Mathematik Geschlechtsdifferenzen beschreiben (Hausmann 2007; Hirnstein und Hausmann 2010). Männer und Frauen ticken also anders!

Untersuchungen zur Raumkognition deuten auf eine Überlegenheit der Männer hin, wobei sich die konsistentesten Befunde bei der mentalen Rotation, d. h. die Fähigkeit, sich zwei- oder dreidimensionale Objekte mental vorzustellen und gedanklich rotieren lassen zu können, zeigen. Auch die räumliche Wahrnehmung per se sowie die räumliche Visualisierung, also die Fähigkeit, komplexe räumliche Informationen mehrstufig gedanklich zu manipulieren, sind von einer männlichen Dominanz gekennzeichnet. Aber auch Frauen können sich kognitiv von den Männern abheben, insbesondere im Bereich Sprache, wobei die Teilfunktionen verbales Gedächtnis und Wortflüssigkeit die konsistentesten Befunde darstellen, obwohl letztere Funktion nicht rein als sprachliche Funktion anzusehen ist, sondern insbesondere auch die Exekutivfunktionen in Schwung hält. Aus der Wahrnehmungsforschung weiß man, dass Frauen sensibler auf akustische, taktile, gustatorische und olfaktorische Reize reagieren; bei den visuellen Reizen kann sich keiner so genau festlegen. Diese Wahrnehmungsunterschiede könnten allerdings auch zu Geschlechtsunterschieden in anderen kognitiven Fähigkeiten führen, da räumliche oder sprachliche Muster zunächst über verschiedene Kanäle wahrgenommen werden. Wo man sich schon sicherer ist: Frauen weisen eine schnellere Wahrnehmungsgeschwindigkeit auf als ihre männlichen Artgenossen. Im Bereich der mathematischen Fähigkeiten können wir mit dem Vorurteil, dass die Jungs den Mädchen durchweg überlegen sind, aufräumen: Ja, es findet sich ein geringer Vorteil für die Herren in der Runde über alle mathematischen Fähigkeiten hinweg, aber die Damen können besser rechnen und können einfache mathematische

Probleme besser und schneller lösen als die Herren. Aber es zeigt sich dann doch ein männlicher Vorteil für komplexe mathematische Probleme, der möglicherweise durch ein verbessertes mathematisches Schlussfolgern und Problemlösen zustande kommt. Auch Geometrie, Statistik und Stochastik sind eher männlich.

Aber woran kann das liegen? Tatsächlich scheinen Männer und Frauen im Hirn unterschiedlich verdrahtet zu sein (Güntürkün und Hausmann 2007; Hirnstein und Hausmann 2010; Jordan 2010). Diese hirnphysiologischen Ursachen heißen im Fachjargon Sexualdimorphismen und können für die unterschiedlichen Leistungen von Männern und Frauen in neuropsychologischen Tests verantwortlich sein und stellen auch eine wahrhafte Basis für Geschlechter-Stereotype dar. Ein Beispiel hierfür stellt die Amygdala („Mandelkern") dar, die ein Kerngebiet des limbischen Systems ausmacht und im Zusammenhang mit der Verarbeitung emotionaler Prozesse sowie mit der emotionsabhängigen Konsolidierung von Gedächtnisinhalten steht. Hinsichtlich struktureller Unterschiede gibt es keine eindeutigen Befunde, aber Studien zeigen, dass sich Männer und Frauen auf funktioneller Ebene unterscheiden. Hierbei ist zunächst wichtig, dass wir uns vor Augen halten, dass der linke Teil unseres Gehirns eher für die Analyse lokaler Stimuluskomponenten zuständig ist, während in der rechten Hemisphäre eher globale Musteranteile verarbeitet werden. Es zeigt sich nun hinsichtlich der Amygdala eine eher primär linksseitige Aktivierung bei den Frauen, die dazu führt, dass die Damen eher die emotionalen Komponenten eines Ereignisses abspeichern. Bei den Männern brennen sich eher essenzielle Hauptmerkmale des Ereignisses ein, da die Amygdala primär rechtsseitig aktiviert wird. Dieser Befund untermauert auch die oft eintretende Diskrepanz zwischen Individuen heterosexueller Beziehungen, wenn sie die Eindrücke ihres Kennenlernens schildern sollen.

Ist Demenz primär weiblich?

Ja! Damit ist nicht nur gemeint, dass Frauen sehr viel häufiger und sehr viel intensiver in die Pflege und Betreuung von Angehörigen mit Demenz eingebunden sind, sondern Frauen erkranken insgesamt viel häufiger an einer Alzheimer Demenz als Männer. Auf zwei erkrankte Frauen kommt nur ein Mann (Podcasy und Epperson 2016). Die Diagnose Alzheimer ist bei Frauen über 60 Jahre doppelt so wahrscheinlich wie an Brustkrebs zu erkranken. Die Joseph Rowntree Foundation (JRF) aus dem Vereinigten Königreich hat die weibliche Rolle rund um die demenziellen Erkrankungen erkannt und daher 2015 eine Forschungsarbeit zu dem Thema herausgebracht, die vor allem eines zeigte: Die Forschung in diesem Bereich ist stark rückständig (Abbott et al. 2015). Dennoch: Die weiblichen Leser können also ihren Ehrgeiz etwas herunterschrauben: Werden Sie nur 90 Jahre alt und schon ist fast jede Zweite von Ihnen dement. Dies kann allerdings nicht nur daran liegen, dass Frauen eine höhere Lebenserwartung als Männer haben (83 vs. 79 Jahre) und somit einem größeren Risiko ausgesetzt sind, aufgrund des Alters – immer noch der bedeutendste Risikofaktor (vgl. Kap. 4) – an einer Demenz zu erkranken.

Hormone, Hormone, Hormone

Es gibt auch Hinweise darauf, dass der weibliche Hormonhaushalt eine Rolle zu spielen scheint. Insbesondere wird hier der sinkende Östrogenspiegel nach der Menopause diskutiert (Li und Singh 2014; Mosconi et al. 2017; Pike 2017), der zu nachteiligen Veränderungen im weiblichen Gehirn führt und das Gehirn durch einen veränderten Zellstoffwechsel und einer bedeutsamen Reduktion der Hirnmasse anfälliger für eine Demenz macht. Auch das Immunsystem bei älteren Frauen reagiert massiver auf entzündliche Prozesse, die mit demenziellen Erkrankungen in Verbindung gebracht werden, als das der Männer (Hall et al. 2013). Allerdings sei an dieser Stelle erwähnt, dass aktuell diskutiert wird, dass auch das männliche Geschlechtshormon Testosteron nicht ganz unschuldig am Abbau der geistigen Leistungsfähigkeit zu sein scheint und insbesondere mit einer Erhöhung des sogenannten oxidativen Stresses (bedingt durch z. B. Bluthochdruck und erhöhte Cholesterinwerte) durch freie Radikale assoziiert ist (Tenkorang et al. 2018).

Frauen und Männern: Achtet auf eure individuellen Risikofaktoren!

Es gibt verschiedene Faktoren, die bei beiden Geschlechtern gleichermaßen das Risiko für eine Demenz erhöhen, z. B. höheres Alter, vermehrtes Demenzaufkommen in der Familie und genetische Risikofaktoren, Schlaganfälle in der Vergangenheit, geringe Bildung oder übermäßiger Alkoholkonsum (Ferretti et al. 2018; Pankratz et al. 2015; Podcasy und Epperson 2016). Hieran sollten Sie alle unabhängig von Ihrem biologischen

Geschlecht arbeiten! Tipps folgen im Verlauf der nächsten Seiten. Neben den hormonbedingten geschlechtsspezifischen Risikofaktoren gibt es weitere Risikofaktoren, die sich bei Männern bzw. Frauen anders auswirken: Vaskuläre Risikofaktoren wie Bluthochdruck, Diabetes mellitus Typ II und Übergewicht sind bei Männern sehr viel häufiger zu finden. Wenn diese Faktoren allerdings bei Frauen auftreten, erhöhen sie das Demenzrisiko allerdings wesentlich mehr als bei Männern (Podcasy und Epperson 2016), wobei eine australische Studie zeigen konnte, dass in australischen Sterbeurkunden sehr viel häufiger bei Männern über 60 Jahren eine vaskuläre Demenz als Ursache genannt worden ist (Frauen gewinnen wiederum das Rennen bei der Alzheimer Demenz; Buckley et al. 2019). Auch eine vorliegende Depression erhöht das weibliche Demenzrisiko – am besten in Verbindung mit dem Alzheimer-Gen APOE4 (vgl. Kap. 3; Ferretti et al. 2018; Kim et al. 2015). So sollten Frauen also vor allem auf diese Faktoren setzen, da sie ein möglichst gutes Ergebnis für unser ultimatives Ziel – die Demenz – hervorbringen. Das bedeutet für die männlichen Leser, dass sie sich umso mehr anstrengen sollten, diese Risikofaktoren zu verstärken: Bluthochdruck durch weniger Bewegung steigern! Bloß nicht abnehmen! Mehr Zucker, mehr Fett, mehr Insulin spritzen! Aber keine Sorge: Es gibt auch weitere Risikofaktoren, die bei Männern vermehrt zu finden sind und die das Demenzrisiko ebenfalls erheblich erhöhen: Rauchen, koronare Herzerkrankungen, Schädel-Hirn-Trauma (Podcasy und Epperson 2016). Sie müssen nur darauf achten, dass Sie nicht aufgrund dieser drei Faktoren bereits im mittleren Erwachsenenalter versterben – ohne dass Sie vorher um Ihren Verstand gebracht worden sind!

Verlauf der Demenz: Wer erreicht das Ziel schneller – Frauen oder Männer?

Die Antwort ist schnell gefunden: Hinsichtlich des Verlaufs kognitiver Störungen zeigt der überwiegende Anteil der Studien, dass Frauen einen schnelleren geistigen Verfall aufweisen als Männer. Dies zeigt sich sowohl im Stadium der leichten kognitiven Störungen (vgl. Kap. 2) als auch beim Verlauf demenzieller Erkrankungen (Ferretti et al. 2018; Lin et al. 2015) und könnte durch Biomarker erklärt werden, die möglicherweise bei Frauen in erhöhtem Ausmaß zu finden sind (z. B. Beta-Amyloid und Tau-Proteine als typische Alzheimer-Ablagerungsprozesse sowie eine vermehrte Atrophie („Hirnschrumpfung") in relevanten Bereichen wie dem Hippocampus, der sehr stark mit dem Gedächtnis bzw. Gedächtnisproblemen assoziiert ist; Nebel et al. 2018). Also liebe Männer: Strengen Sie sich an, damit Sie in den Genuss kommen, sich rund um die Uhr von Ihren geliebten Frauen auf jegliche Art umsorgen lassen zu können. Typische Komplikationen wie ein Sturz, der zum Oberschenkelhalsbruch und Bettlägerigkeit und dann zu einer Lungenentzündung führt, werden schnell auftauchen und zu Ihrer endgültigen Erlösung führen.

Aber es gibt Hoffnung für die Männer: Der kognitive Verfall schreitet bei Personen mit einem frühen Auftreten der Demenz vor dem 60. Lebensjahr – unabhängig vom Geschlecht – besonders schnell voran (Mendez 2017; Tschanz et al. 2011). Dafür müssen Sie aber besonders hart arbeiten (z. B. noch weniger Bewegung oder gar nicht mehr Aufstehen; geringe kognitive Reserve – also jegliches Fernsehprogramm mit Inhalten, die das Denken anregen, vermeiden; lassen Sie sich ein Schädel-Hirn-Trauma verpassen und verfallen Sie in eine Depression) und am besten sind Sie noch genetisch vorbelastet (vgl. Kap. 3; Mendez 2017). Dann kommt auch die frühe Form der Demenz in Reichweite!

Wenn die Demenz Einzug gehalten hat: Wie lange habe ich noch? Eine aktuelle Studie aus Spanien liefert hierzu spannende Daten (Garre-Olmo et al. 2019), die allerdings widersprüchlich zu der Beobachtung sind, dass die Demenz bei Frauen schneller fortschreitet: Die durchschnittliche Überlebensdauer nach einer Demenzdiagnose liegt bei Menschen über 60 Jahren bei 5,2 Jahren und ist abhängig vom Alter einer Person zum Diagnosezeitpunkt, dem Geschlecht und der jeweiligen Demenzform. Beispielhaft liegt die durchschnittliche Überlebensdauer von Frauen mit Alzheimer Demenz bei 6,1 Jahren; Männer hingegen versterben im Durchschnitt bereits 4,6 Jahre nach Diagnose. Dieser Geschlechterunterschied zeigt sich auch bei der vaskulären Demenz: Die weibliche Überlebensdauer liegt bei 5,0 Jahren, bei Männern liegt sie nur bei 3,7 Jahren.

Das Demenzprofil von Frauen und Männern im Vergleich

Schließlich schauen wir uns jetzt an, wie sich Männer und Frauen verhalten, wenn sie dement sind, denn auch hier gibt es Unterschiede zwischen den Geschlechtern. Hinsichtlich der kognitiven Symptomatik (Laws et al. 2018) zeigt eine vergleichende Studie mit Alzheimer-Patienten insgesamt eine schlechtere Leistung bei den Frauen im Vergleich zu Männern, die sich nicht nur durch die Dauer der Demenz, den Bildungsgrad oder die depressive Symptomatik erklären ließ (Pusswald et al. 2015). Wieder ein Vorteil für das weibliche Geschlecht! Wie in Kap. 2 dargestellt, kommen insbesondere im Demenzverlauf zahlreiche nicht-kognitive Symptome hinzu, die das Erkrankungsbild zunehmend komplex machen. Hier können sich wiederum die (dementen) Männer verschiedene Symptome zuschreiben, die bei Ihnen vermehrt auftreten: Aggressivität, die sich z. B. in Gewaltausbrüchen und in einer extremen Reizbarkeit zeigt, sowie Hinlauftendenzen und sozial unangemessenes Verhalten. Frauen hingehen neigen zu depressiven Verstimmungen, die sich in Traurigkeit und Angst, einem häufigen Weinen sowie Beklagen und der Suche nach Hilfe manifestiert sowie in Rast- und Ruhelosigkeit (Lövheim et al. 2009). An dieser Stelle muss es aber keinen Geschlechterkampf geben: So oder so – Sie werden Ihren Angehörigen und weiteren Pflegepersonen gehörig auf die Nerven gehen!

KURZ UND KNACKIG – AUF EINEN BLICK

1. Frauen sind häufiger von einer Alzheimer Demenz betroffen. Daher sollte eine geschlechtsspezifische Prävention kognitiver Störungen vermehrt Berücksichtigung im klinischen Alltag finden.
2. Es gibt verschiedene Risikofaktoren, die bei Männern und Frauen unterschiedlich häufig auftreten bzw. sich unterschiedlich stark auswirken.
3. Menschen mit Demenz unterscheiden sich: Das liegt nicht nur an unterschiedlichen Demenzformen, Demenzstadien sowie Demenzverläufen, auch das Geschlecht ist neben weiteren prämorbiden variablen Faktoren eine wichtige Einflussgröße.

Literatur

Abbott E, Parker G, Savitch N (2015) Dementia: through the eyes of woman. Joseph Rowntree Foundation, Water End

Buckley RF, Waller M, Masters CL et al (2019) To what extent does age at death account for sex differences in rates of mortality from Alzheimer disease? Am J Epidemiol 188(7):1213–1223. https://doi.org/10.1093/aje/kwz048

Ferretti MT, Iulita MF, Cavedo E et al (2018) Sex differences in Alzheimer disease – the gateway to precision medicine. Nat Rev Neurol 14(8):457–469. https://doi.org/10.1038/s41582-018-0032-9

Garre-Olmo J, Ponjoan A, Inoriza JM et al (2019) Survival, effect measures, and impact numbers after dementia diagnosis: a matched cohort study. Clin Epidemiol 11:525–542. https://doi.org/10.2147/CLEP.S213228

Güntürkün O, Hausmann M (2007) Funktionelle Hirnorganisation und Geschlecht. In: Lautenbacher S, Güntürkün O, Hausmann M (Hrsg) Gehirn und Geschlecht. Neurowissenschaft des kleinen Unterschieds zwischen Frau und Mann. Springer Medizin, Heidelberg, S 87–104

Hall JR, Wiechmann AR, Johnson LA et al (2013) Biomarkers of vascular risk, systemic inflammation, and microvascular pathology and neuropsychiatric symptoms in Alzheimer's disease. J Alzheimers Dis 35(2):363–371. https://doi.org/10.3233/JAD-122359

Hausmann M (2007) Kognitive Geschlechtsunterschiede. In: Lautenbacher S, Güntürkün O, Hausmann M (Hrsg) Gehirn und Geschlecht. Neurowissenschaft des kleinen Unterschieds zwischen Frau und Mann. Springer Medizin, Heidelberg, S 105–123

Hirnstein M, Hausmann M (2010) Neuropsychologie. Kognitive Geschlechtsunterschiede. In: Steins G (Hrsg) Handbuch Psychologie und Geschlechterforschung. VS Verlag, Wiesbaden, S 69–85

Jordan K (2010) Kognitive Neurowissenschaften. Gehirn zwischen Sex und Gender – Frauen und Männer aus neurowissenschaftlicher Perspektive. In: Steins G (Hrsg) Handbuch Psychologie und Geschlechterforschung. VS Verlag, Wiesbaden, S 86–104

Kim S, Kim MJ, Kim S et al (2015) Gender differences in risk factors for transition from mild cognitive impairment to Alzheimer's disease: a CREDOS study. Compr Psychiatry 62:114–122. https://doi.org/10.1016/j.comppsych.2015.07.002

Laws KR, Irvine K, Gale TM (2018) Sex differences in Alzheimer's disease. Curr Opin Psychiatry 31(2):133–139. https://doi.org/10.1097/YCO.0000000000000401

Li R, Singh M (2014) Sex differences in cognitive impairment and Alzheimer's disease. Front Neuroendocrinol 35(3):385–403. https://doi.org/10.1016/j.yfrne.2014.01.002

Lin KA, Choudhury KR, Rathakrishnan BG et al (2015) Marked gender differences in progression of mild cognitive impairment over 8 years. Alzheimers Dement (N Y) 1(2):103–110. https://doi.org/10.1016/j.trci.2015.07.001

Lövheim H, Sandman PL, Karlsson S et al (2009) Sex differences in the prevalence of behavioral and psychological symptoms of dementia. Int Psychogeriatr 21(3):469–475. https://doi.org/10.1017/S1041610209008497

Mendez MF (2017) Early-onset Alzheimer's disease. Neurol Clin 35(2):263–281. https://doi.org/10.1016/j.ncl.2017.01.005

Mosconi L, Berti V, Quinn C et al (2017) Sex differences in Alzheimer risk: brain imaging of endocrine vs chronologic aging. Neurology 89(13):1382–1390. https://doi.org/10.1212/WNL.0000000000004425

Nebel RA, Aggarwal NT, Barnes LL et al (2018) Understanding the impact of sex and gender in Alzheimer's disease: a call to action. Alzheimers Dement 14(9):1171–1183. https://doi.org/10.1016/j.jalz.2018.04.008

Pankratz VS, Robert RO, Mielke MM et al (2015) Predicting the risk of mild cognitive impairment in the Mayo clinic study of aging. Neurology 84(14):1433–1442. https://doi.org/10.1212/WNL.0000000000001437

Pike CJ (2017) Sex and the development of Alzheimer's disease. J Neurosci Res 95(1–2):671–680. https://doi.org/10.1002/jnr.23827

Podcasy JL, Epperson CN (2016) Considering sex and gender in Alzheimer Disease and Other dementias. Dialogues Clin Neurosci 18(4):437–446

Pusswald G, Lehrner J, Hagmann M et al (2015) Gender-specific differences in cognitive profiles of patients with Alzheimer's disease: results of the prospective dementia registry Austria (PRODEM-Austria). J Alzheimers Dis 46(3):631–637. https://doi.org/10.3233/JAD-150188

Tenkorang MA, Snyder B, Cunningham RL (2018) Sex-related differences in oxidative stress and neurodegeneration. Steroids 133:21–27. https://doi.org/10.1016/j.steroids.2017.12.010

Tschanz JT, Corcoran CD, Schwartz S et al (2011) Progression of cognitive, functional and neuropsychiatric symptom domains in a population cohort with Alzheimer's dementia the cache county dementia progression study. Am J Geriatr Psychiatry 19(6):532–542. https://doi.org/10.1097/JGP.0b013e3181faec23

7

Die Rolle der Persönlichkeit bei der Demenzentwicklung

Josef Kessler

Inhaltsverzeichnis

Die Psychologie befasst sich mit dem Erleben und Verhalten von Menschen. Manifestes Verhalten zu beschreiben ist schon schwierig genug, die Beschreibung bewusster und unbewusster Vorgänge, also solche, die im Kopf passieren, ist noch schwieriger. Das, was sich in den Vorgängen in uns drinnen und in dem Verhalten nach außen zwischen Menschen unterscheidet, wird oft mit Persönlichkeit und Individualität erklärt. Solche Typologien sind natürlich nur sinnvoll, wenn wir die Vielfalt der Persönlichkeit der etwa 8 Mrd. Erdenbürger in wenigen Persönlichkeitsdimensionen zusammenfassen können. Dazu gibt es Modelle in der Psychologie, z. B. die Big Five, das sechsdimensionale Persönlichkeitsinventar HEXACO oder die Theorien des Herrn Eysenck.

J. Kessler et al., *Der andere Anti-Demenz-Ratgeber*,
https://doi.org/10.1007/978-3-662-60606-3_7

Das Innere vom Menschen messen

Menschen wiegen viel zu viel oder viel zu wenig, sie sind zu groß oder zu klein, die Augen sind blau oder grün, ihr Blutdruck ist genau richtig und ihre Leberwerte sind eine Katastrophe. Man kann den Menschen also vermessen und dabei werden auch andere zu denselben Ergebnissen kommen. Manche Nationen haben zwar andere Einheiten, über deren Sinnhaftigkeit sich streiten lässt, aber im Prinzip spricht man über dasselbe: Eine Person wiegt in Deutschland 100 kg, in Amerika 220,46 Pfund. Die Person ist gleich schwer, nur wird sie mit unterschiedlichen Zahlen geschrieben. So ist das auch in der Psychologie.

Bevor wir uns dem gezielten Messen der Persönlichkeit widmen, ein kleiner statistischer Exkurs: Um Rohwerte vergleichen zu können, hilft die Psychologie sich, indem sie Rohwerte von Skalen in Standardwerte transformiert. Der bekannteste ist der sogenannte Intelligenzquotient (IQ), der früher mal ein Quotient war, das aber jetzt schon lange nicht mehr ist. Hundert ist der Durchschnitt, 15 ist die Standardabweichung, das bedeutet, dass innerhalb von einem IQ zwischen 85 und 115 etwa 15–85 % der Menschen liegen. Ein zweistelliger IQ ist also nicht immer schlecht, aber viel weniger als 70 ist nicht in allen Berufen so günstig. Ein IQ von 100 entspricht einem Prozentrang von 50 oder einem T-Wert von 50 mit einer Standardabweichung von 10, oder einem z-Wert von 0 mit einer Standardabweichung von 1. Man kann die Zahlen hin und herschieben, sie sind äquivalent.

Verschiedene Zahlen zu bekommen, ist das Eine, aber eine Zahl zu bekommen, die valide die Eigenschaften eines Menschen oder dessen Gefühle beschreibt, ist etwas Anderes. Mit den sichtbaren Gefühlen kann man mal anfangen. Wie differenziere ich solche Zustände und wie heißen sie? Kann man die zählen, so wie man Steine zählen kann? Wie misst man Traurigkeit, Ekel, Furcht, Glück und so weiter? In der Interpretation des Gesichtsausdrucks, der Körperhaltung oder der Stimme gibt es national und international überwiegend Übereinstimmung. Ein trauriger Mensch wird überall auf der Welt als traurig angesehen und ein fröhlicher Mensch überall als fröhlich. Gefühle äußern sich in der Körpersprache, der Stimme und im Gesichtsausdruck (Ekman und Friesen 1971).

Eine Persönlichkeit dagegen sieht man nicht. Was ist das eigentlich und wie misst man die? In einer sehr allgemeinen Definition wird darunter eine Verteilung von Eigenschaften verstanden, die relativ überdauernd das Verhalten eines Menschen bestimmen. Wir alle kennen die Beschreibung von

Menschen, von denen es heißt, sie seien gesellig, hätten für jeden ein freundliches Wort übrig und immer ein Lächeln im Gesicht, seien entspannt und optimistisch. Oder von einem Menschen, von dem man sagt: Das ist einer, den so schnell nichts umhaut und der universell einsetzbar ist (wahrscheinlich Florian Silbereisen). Dann gibt es natürlich auch noch die anderen, die mürrisch sind, sich über alles aufregen, misstrauisch sind, am liebsten allein sind (das soll auch so bleiben) und vom Leben verbittert sind. Wahrscheinlich war der Philosoph Arthur Schopenhauer (1788–1860) so einer. Kann man Menschen bezüglich ihrer Temperamente, ihres Charakters und ihrer Persönlichkeiten klassifizieren und dann dazu eine Systematik erstellen? Früher, bevor es empirisch wissenschaftlich zuging, war das eine Beschäftigung der Philosophie. Empedokles (495–435 v. Chr.) dachte sich die Vier-Elemente-Lehre aus, in der man sein Gegenüber in Feuer, Luft, Wasser oder Erde einteilen konnte. Ayurvedisch ist das immer noch beliebt, da ist man Vata (Wind), Pitta (hauptsächlich Feuer mit ein bisschen Wasser) oder Kapha (ein Gemisch aus Wasser und Erde). Weniger appetitlich ging es bei Hippokrates (460–370 v. Chr.) und seinen Schülern weiter. Hier entsteht das Temperament eines Menschen aufgrund seiner Körpersäfte: Blut, Schleim, gelbe und schwarze Galle werden verschiedenen Charaktereigenschaften zugeordnet. Je nach Dominanz einer Flüssigkeit war man dann ein Sanguiniker (zu viel Blut), ein Phlegmatiker (zu viel Schleim), ein Choleriker (zu viel gelbe Galle) oder ein Melancholiker (zu viel schwarze Galle). Nachfolgend gab es Varianten und Modifikationen zuweilen unter Einbeziehung der Sterne bis Carl Gustav Jung (1875–1961) in neuerer Zeit konkreter wurde. Endlich jemand vom Fach! Der Psychiater und Mitbegründer der analytischen Psychologie beschloss, das Innere des Menschen in die Funktionen Denken, Fühlen, Empfinden und Intuition einzuteilen. Seitdem kann man sortieren in extravertiert (der Welt zugewandt) und introvertiert (eher verschlossen).

Aber dass sich die Persönlichkeit über die Erscheinung des Körpers messen lässt, das ist immer noch nicht vollends aufgegeben: Ernst Kretschmer (1888–1964) versucht es nochmal und stellt die sogenannte Konstitutionslehre auf. Demnach gibt es vier Körperbautypen mit typischen Charakterzügen: Entweder man ist der pyknische (zyklothym), der athletische (explosiv), leptosome (misstrauisch) oder der dysplastische Typ.

Lässt sich die gesamte Weltbevölkerung wirklich in nur vier Kategorien einteilen? Was sagt denn die Wissenschaft heute?

Persönlichkeitsmessung in der modernen Psychologie

Irgendwann kam endlich die Erkenntnis: Das kann nicht alles sein. Milliarden von Menschen und so wenig Variabilität? Augenscheinlich sind es zu wenig Schubladen oder Kategorien. Die Kategorien gibt es zwar immer noch, aber man kann jetzt auf Dimensionen eine Position einnehmen und man kann von allem ein bisschen haben. Nachdem man früher am liebsten alles in Schubladen, also Kategorien, steckte, bewegt man sich heute lieber auf Dimensionen oder Verhaltensdispositionen, die man in Diagrammen ablesen kann.

Der Star (d. h. der meist zitierte) unter den Persönlichkeitsmodellen ist derzeit das Fünf-Faktoren-Modell oder kurz: die Big Five (McCrae und Costa 2008), die da sind: Gewissenhaftigkeit (Verantwortungsbewusstsein, organisiert sein, Perfektionismus), Extraversion (gesprächig, herzlich, durchsetzungsvermögend), Verträglichkeit (mitfühlend, Freundlichkeit, Vertrauen), Neurotizismus (emotionale Stabilität und Verletzlichkeit) und Offenheit für neue Erfahrungen (kreativ, geistig rege und offen für Gefühle). Thurstone, Allport und Odbent gingen in den 1930ern davon aus, dass man Persönlichkeitsmerkmale in der Sprache, vor allem in Adjektiven identifizieren kann. Nachfolgende Faktorenanalyse von etwa 18.000 Begriffen (Was für eine Fleißarbeit!), die einem Lexikon der Sprache entnommen worden sind, führten zu diesen fünf statistisch abgesicherten und unabhängigen Faktoren. Diese Reduktion scheint weltweit zu gelten.

Big Five wird auch noch in einem anderen Kontext verwendet. Bei den früheren Großwildjägern (sie seien dafür für immer verdammt) waren die Big Five: Elefant, Nashorn, Büffel, Löwe und Leopard. Einige von diesen Tieren stehen mittlerweile auf der roten Liste ziemlich weit oben.

Es gibt auch die „Katzen Big Five". Der Autor (J.K.) kennt sich da aus, ist er doch Miteigentümer der Katze „Amy Adolf 666". Dieses scheinbar sanfte Wesen besitzt das, was man im Asiatischen als Hwa-byung bezeichnet, und was im Deutschen vielleicht mit Zornes-Syndrom umschrieben werden kann. Ein kleiner Teufel in einem Plüschtierkostüm. Nach einer Einschätzung von 2.802 Hauskatzen in Südaustralien und Neuseeland durch ihre Besitzer anhand einer Liste zur umfassenden Analyse von 52 Persönlichkeitszügen, zeigte eine Faktorenanalyse fünf Persönlichkeitsdimensionen: Neurotizismus, Extraversion, Dominanz, Impulsivität, Verträglichkeit (Litchfield et al. 2017). Ob es eine Symptomkonstellation von Persönlichkeitszügen gibt, die mit einer späteren Demenz bei Katzen einhergeht, ist nicht bekannt. Es gibt aktuell keinen ICD- (International Classification of Diseases der Weltgesundheitsorganisation, WHO) oder einen DSM-Katalog (Diagnostic Statistical Manual der American Psychiatric Association) für die Psychopathologie der Haustiere. Dies ist aber mehr als überfällig. Diese Maus ist zyklothym (ICD-10; F34.0) oder der Hamster hat abnorme Gewohnheiten und eine Störung der Impulskontrolle (ICD-10; F63). So etwas fehlt.

Heiko Sakurai, ein deutscher Karikaturist, veröffentlichte unlängst in einer Kölner Zeitung einen Cartoon, in dem Leute, die auf einer Fotosafari waren, die Big Five in Zeiten der Corona Pandemie zu sehen bekamen. Es waren mit dünnen Beinchen versehen Nudelpackungen, Desinfektionsmittel, Weizenmehl, Mundschutz und Klopapier.

Und was hat Persönlichkeit mit Demenz zu tun?

Was bedeutet das für die Demenzforschung: Werden die Ängstlichen oder die Mutigen schneller dement, die Lauten oder die Leisen? Gibt es Persönlichkeitstypen oder eine Konstellation von Eigenschaften, die mit einem erhöhten Demenzrisiko einhergehen? Das würde ja auch heißen, wenn es eine genetische Disposition zur Persönlichkeit gibt und es Persönlichkeiten gibt, die zu einer späteren Demenz neigen, unsere Demenz auch zum Teil genetisch oder zumindest epigenetisch determiniert ist. Denn wenn man bedenkt, dass eine Persönlichkeit schon früh ausgebildet und stabilisiert wird, wäre dieser Prädiktor der Persönlichkeit schon sehr früh angelegt und auch wenig modifizierbar. Aber immer noch ungeklärt ist, wie Persönlichkeiten eigentlich entstehen, wie Anlage und Prägung gewichtet werden und wie determiniert wir vor diesem Hintergrund in unseren Entscheidungen sind. „Der freie Wille" ein Fass ohne Boden?

Eine weitere Frage ist, ob gleichsam eine Prodromalphase von Persönlichkeitsvarianten existiert, die sich vor der Diagnosestellung einer Demenz beschreiben lässt. Vielleicht so, wie es ein Gefühl gibt, dass etwas mit dem Gedächtnis nicht stimmt und man voller Angst und Sorge vor einer späteren Demenz ist. Manche nennen das subjektiv wahrgenommene Gedächtnisbeeinträchtigungen. Danach folgen – glaubt man der Literatur – leichte kognitive Beeinträchtigungen (Mild Cognitive Impairment, MCI), die nach verschiedenen Kriterien noch von einer Demenz unterscheidbar sind, aber hohe Konversionsraten zum Vollbild einer Demenz aufweisen.

Es gibt aber auch ein MBI: Ein Mild Behavioral Impairment, das zu einem Bündel von Verhaltensänderungen zusammengefasst wird und einer Demenz vorausgehen soll. Zu diesen Verhaltensänderungen gehören Stimmungsschwankungen, Angst, Impulsivität, sozial unangemessenes Verhalten und leicht psychotische Symptome (Ismail et al. 2017).

Gibt es aber auch ein Mild Personality Impairment (MPI)? Möglicherweise, aber man weiß da noch zu wenig.

Und dann ist noch zu fragen, ob es im Rahmen eines demenziellen Prozesses erstmalig zu Persönlichkeitsänderungen kommt und ob diese sich differenzialdiagnostisch einer Demenz zuordnen lassen. Die Literatur dazu ist nicht sehr umfangreich.

Eine unlängst publizierte Metaanalyse, die auf fünf prospektiven Studien mit 5.054 Individuen basiert, die bei der Baseline-Erhebung kognitiv unbeeinträchtigt waren und das NEO-Persönlichkeitsinventar (Big Five) ausfüllten, zeigte bei späterem Eintreten einer Demenz initial hohe Neurotizismus-Werte oder erniedrigte Gewissenhaftigkeits-Werte. Es gab auch Hinweise, dass eine erhöhte Offenheit und Verträglichkeit mit einem geringeren Risiko einer Alzheimer Demenz einherging. Extraversion hatte keinen Einfluss auf das Alzheimer-Risiko. Angst und Stress-Empfindlichkeit waren ebenfalls signifikante Prädiktoren einer Demenz (Terracciano und Sutin 2019; Terracciano et al. 2017). Aus dem schwedischen Zwillingsregister (N = 4039) geht hervor, dass Neurotizismus, nicht aber Extraversion, 25 Jahre später mit kognitiven Einbußen einhergeht (Crowe et al. 2006). Und aus retrospektiven Studien weiß man, dass insbesondere obsessiv-kompulsive Persönlichkeitszüge mit einem erhöhten Risiko einer Demenzerkrankung einhergehen. Überhaupt scheinen Persönlichkeitsstörungen das Risiko einer Demenzentstehung zu erhöhen. Als mögliche Ursache wird angegeben, dass die Persönlichkeit wohl darauf Einfluss hat, wie man mit Stress umgeht, wie gesundheitsbewusst man lebt und wie man seinen „Lifestyle" gestaltet. Es gibt auch Hinweise, dass die Persönlichkeit mit Entzündungsmarkern und dem BDNF assoziiert ist (Terracciano und Sutin 2019).

Immer wieder wird beobachtet, dass nach Ausbruch einer Demenz prämorbide Persönlichkeitszüge verstärkt und häufiger auftreten. Gereizte Menschen werden aggressiver, bedrückte werden depressiv und misstrauische werden paranoid (Cipriani et al. 2015; Yoneda et al. 2017). Vor allem bei frontotemporalen Degenerationen vom behavioralen Typus kann es zu Wesensänderungen kommen, die man niemals zuvor bei diesen Menschen vermutet hätte. Zum Beispiel Verwahrlosung, Distanzlosigkeit, Impulskontrollstörung, sexuelle Deviation, Apathie, Reizbarkeit etc. Bei der Lewy-Körperchen-Demenz kann es zu psychotischen Symptomen kommen, die sich in optischen und akustischen Halluzinationen äußern. Häufig sind hier auch Wesensänderungen zu beobachten.

Dann gibt es zum Schluss des Kapitels noch die Frage: Wenn die Persönlichkeit abhandenkommt oder sich ändert, verschwindet dann auch die Person?

John Locke, ein englischer Philosoph im 17. Jahrhundert, bezeichnet eine Person als denkendes, verständiges Wesen, das Vernunft besitzt und sich selbst betrachten kann. Identität wird als das Erleben der Kontinuität, der Dauer des Selbst im Wechsel seiner Zustände und Äußerungen verstanden. Sie ist im Raum der Erinnerung und Lebensgeschichte zu Hause. Reflexionen dazu sind: „Wie kam es dazu, was jetzt ist, und wie wurde ich, wie ich bin?"

Was aber ist, wenn das Gedächtnis, das essenziell ist, um solche Fragen zu beantworten, sich auflöst?

Einige Anmerkungen zum Gedächtnis:

Gedächtnisinhalte sind nicht etwa in Stein gehauene, unveränderliche Informationen. Peer (1922) hat gesagt: „Die Erinnerung fotografiert nicht, sondern sie malt Bilder." Wenn man das Gedächtnis als Maler beschreibt und nicht als Fotograf, so ist das sicher poetisch und weist auch schon auf mögliche Interpretationen von verzerrter Darstellung, von Hinzufügen oder Weglassen von Ereignissen hin. Die Sprache und die Termini haben sich in der Psychiatrie und auch in der Psychologie geändert. Heute würde man vom „False Memory Syndrom" reden, manche nennen das datengestützte Erfindungen, um auf die Manipulierbarkeit und die Verzerrung von Gedächtnisinhalten hinzuweisen. Das Leibgedächtnis wird möglicherweise unter dem prozeduralen Gedächtnis subsumiert. Unsere Identität ist in dem episodischen Gedächtnis zu Hause (wie auch immer), das mit der höchsten Bewusstseinsstufe, der Autopoesie, verknüpft sein soll und das uns ermöglicht, eine Zeitreise in die Vergangenheit oder in die Zukunft zu machen (Memory for the Future). Nach Tulving und Markowitsch sollen Tiere das nicht können. Die aktuellen Gedächtnistaxonomien orientieren sich entweder an den Gedächtnisinhalten (deklarativ vs. nondeklarativ) oder an der Zeitachse (Kurzzeitgedächtnis vs. Langzeitgedächtnis). Nur nebenbei, es gibt auch Menschen mit einem unglaublich guten Gedächtnis, die eigentlich nichts vergessen können. Solche Menschen sind sehr unglücklich und wurden literarisch von Luria mit dem Fall von Solomon Shereshevsky und von McGaugh mit der Probandin Jill Price verewigt. Im Englischen wird das als „Highly Superior Autobiographical Memory" bezeichnet, auch Hyperthymestisches Syndrom genannt.

Das ist bei fortgeschrittener Demenz alles weg.

Auch die Person?

Von manchen werden Demente als „Post-Personen“ (Jeff McMahan, ein amerikanischer Moralphilosoph) und von Peter Singer als „ehemalige“ Personen bezeichnet. Das kann nur dann passieren, wenn man den Personenbegriff an die „Geistigkeit“ bindet. Wenn ein Mensch mit seinen geistigen Leistungen gleichgesetzt wird, also ein Synonym dafür ist, dann würde die Demenz auch den Menschen zerstören. Thomas Fuchs (ein Heidelberger Psychiater und Philosoph) hält da seine Leibphänomenologie gegen: Er sagt, dass wir keine reinen Geistwesen sind, sondern dass wir in allem, was wir erleben, tun, denken und fühlen, in eine Leiblichkeit eingesenkt sind (Body-Memory). Bei Damasio heißt das „somatische Marker“. Auch andere sehen den Begriff der Person, der an kognitive Fähigkeiten gebunden ist, als verkürzt an. Es gibt noch eine weitere lange Liste, die eine Person ausmacht: Moralisches Empfinden und emotionale Nähe gehören sicher dazu. Auch wenn die Begriffe es suggerieren, ist eine Persönlichkeit doch etwas anderes als eine Person, aber auch eine Person muss nicht notwendigerweise auf Rationalität und Reflexionsfähigkeit fußen.

Wir verändern uns im Aussehen, aber wir wissen noch, wie wir als 10-Jährige ausgesehen haben und dass wir da auch wir waren. Das Vergangene ist oft auch noch bei Dementen in fortgeschrittenen Stadien vorhanden („Das war ich.“), aber auf aktuellen Portraits können sie sich nicht immer wiedererkennen. Vielleicht gilt hier „First in – last out“ und vielleicht sind irgendwann die neuronalen Voraussetzungen nicht mehr gegeben, um die Kontinuität meines Selbst zu speichern und auch das aktuelle Selbst ist verschwunden.

Versetzen wir uns einmal in einen Demenz-Patienten und legen das Konzept der Kohärenz (nach Antonovsky (1923–1994)) als einen zentralen Aspekt der Salutogenese zugrunde. Sie ist die Lehre von der Entstehung und Bewahrung von Gesundheit, der komplementäre Begriff dazu ist die Pathogenese. Darin wird beschrieben, dass die Zusammenhänge des Lebens verstanden werden sollen, dass man das eigene Leben selbst gestalten kann und dass das Leben sinnvoll ist. Dementen Menschen ist diese Verstehbarkeit und die Handhabbarkeit abhandengekommen. Über den Sinn kann nicht mehr nachgedacht werden, aber vielleicht mag eine Ahnung über die Sinnhaftigkeit noch vorhanden sein. Das Handeln wird von Anderen bestimmt, oft bleibt nur noch als Tätigkeit die Verweigerung oder die Unterlassung.

„Die Suche nach der verlorenen Zeit“ (Fuchs 1995), wenn sie denn noch stattfindet, verläuft ergebnislos.

Ist das jetzt ein schlechtes Leben?

KURZ UND KNACKIG – AUF EINEN BLICK

1. Persönlichkeitsmerkmale sind überdauernd und allenfalls leicht modifizierbar; ihr Anteil an der Demenzentstehung ist unklar.
2. Persönlichkeitsänderungen, auch wenn es der Name suggerieren mag, bedeuten nicht den Verlust der Person.
3. Menschen mit frontotemporaler Demenz weisen fast regelhaft Initialpersönlichkeits- oder Wesensänderungen auf.

Literatur

Cipriani G, Borin G, Del Debbio A et al (2015) Personality and dementia. J Nerv Ment Dis 203(3):210–214. https://doi.org/10.1097/NMD.0000000000000264

Crowe M, Andel R, Pedersen NL et al (2006) Personality and risk of cognitive impairment 25 years later. Psychol Aging 21(3):573–580. https://doi.org/10.1037/0882-7974.21.3.573

Ekman P, Friesen WV (1971) Constants across cultures in the face and emotion. J Pers Soc Psychol 17(2):124–129. https://doi.org/10.1037/h0030377

Fuchs T (1995) Auf der Suche nach der verlorenen Zeit – Die Erinnerung in der Demenz. Fortschr der Neurol Psychiatr 63(1):38–43. https://doi.org/10.1055/s-2007-996601

Ismail Z, Agüera-Ortiz L, Brodaty H et al (2017) The Mild Behavioral Impairment Checklist (MBI-C): a rating scale for neuropsychiatric symptoms in pre-dementia populations. J Alzheimers Dis 56(3):929–938. https://doi.org/10.3233/JAD-160979

Litchfield CA, Quinton G, Tindle H et al (2017) The 'feline five': an exploration of personality in pet cats (Felis catus). PLoS One 12(8):e0183455. https://doi.org/10.1371/journal.pone.0183455

McCrae RR, Costa PT (2008) The five-factor theory of personality. In: John OP, Robins RW, Pervin LA (Hrsg) Handbook of personality. Theory and research. Guilford Press, New York, S 159–181

Terracciano A, Stephan Y, Luchetti M et al (2017) Personality traits and risk of cognitive impairment and dementia. J Psychiatr Res 89:22–27. https://doi.org/10.1016/j.jpsychires.2017.01.011

Terracciano A, Sutin AR (2019) Personality and Alzheimer's disease: an integrative review. Personal Disord 10(1):4–12. https://doi.org/10.1037/per0000268

Yoneda T, Rush J, Berg AI et al (2017) Trajectories of personality traits preceding dementia diagnosis. J Gerontol B Psychol Sci Soc Sci 72(6):922–931. https://doi.org/10.1093/geronb/gbw006

8

Migrationshintergrund und Demenz

Ann-Kristin Folkerts

Inhaltsverzeichnis

In Deutschland hatte 2018 jede vierte Person einen Migrationshintergrund (laut Definition des Statistischen Bundesamtes sind darunter alle Personen zu verstehen, die selbst oder mindestens ein Elternteil die deutsche Staatsangehörigkeit nicht durch Geburt besitzt; Statistisches Bundesamt 2019), das sind rund 20,8 Mio. Menschen (Statistisches Bundesamt 2019). Davon sind ca. 2 Mio. Menschen 65 Jahre und älter. Hierbei handelt es sich auch um Menschen, die in den 1950er/1960er Jahren als Gastarbeiter nach Deutschland gekommen sind und die von der sogenannten Rückkehroption in ihre Heimatländer keinen Gebrauch gemacht haben. In diesem Zuge altert erstmalig eine große Gruppe an Migranten (den größten Anteil machen Türken, Russen, Polen und Italiener aus) in Deutschland, denen ein erhöhtes Demenzrisiko zugeschrieben wird (Seven et al. 2015). 2019 wurden erstmalig Zahlen zur Häufigkeit von Demenzen bei Migranten über 65 Jahre veröffentlicht (Monsees et al. 2019), die bei ca. 5,2 % liegt (Normbevölkerung ca. 10 %; Bickel 2018), wobei von einer extremen Dunkelziffer ausgegangen werden muss, die nicht zuletzt damit zusammenhängt,

J. Kessler et al., *Der andere Anti-Demenz-Ratgeber*,
https://doi.org/10.1007/978-3-662-60606-3_8

dass die Diagnostik von Demenzerkrankungen bei Migranten stark unterrepräsentiert ist: Erkrankte werden schlicht nicht erkannt. An dieser Stelle können wir aber für Sie festhalten: Sollten Sie in einem anderen Land geboren worden und im Laufe Ihres Lebens nach Deutschland eingewandert sein, so haben Sie bereits den ersten erfolgreichen Schritt Richtung Demenz gemacht, ohne aktiv etwas dafür getan haben zu müssen!

Doch sind es nicht vor allem junge, gesunde Hüpfer, die ihr Land für ein anderes verlassen? Der „healthy migrant effect" („gesunder Migrant-Effekt") rührt daher, dass sich gesündere Menschen eher auf eine Migration einlassen. Dieser wird jedoch bei älteren Migranten mit langer Aufenthaltsdauer durch kumulierte Gesundheitsbelastungen teilweise aufgehoben (Mohammadzadeh und Tempel 2005).

Krankheitsverständnis: Hokuspokus und schwarze Magie

Das Krankheitsverständnis ist kulturabhängig: Was in einem Kulturkreis eine plausible Erklärung für eine Erkrankung ist, ist in einem anderen die Thematik eines skurrilen Films. Sowohl im Mittelalter als auch noch heute gibt es in einigen Kulturkreisen magische und religiöse Krankheitsvorstellungen. Beispiele hierfür sind der böse Blick, Besessenheit von Geistern (und der dazugehörige Exorzismus: Das Highlight eines jeden Horrorfilms), Einfluss von Zauber und Schicksal. Neben diesen auch naturgebundene Kausalitätsvorstellungen und wetterbedingte Ursachen wie der Einfluss von Witterungen und der Natur. Eine weitere Vorstellung ist die mechanische: Vielleicht sind einfach die Organe verrutscht oder haben ihre Lage verändert. Zuletzt gibt es Krankheitsvorstellungen, welche aus der Schulmedizin übernommen wurden. Diese sind vor allem im westlichen Raum weit verbreitet.

Migration und Demenz: Eine risikoreiche Verbindung

Bei der Bevölkerung mit Migrationshintergrund lassen sich vielfältige Risikofaktoren herausarbeiten, die die Entwicklung von Demenzen begünstigen. Lassen Sie uns an dieser Stelle etwas präziser werden, wenn wir von „Menschen mit Migrationshintergrund" sprechen. Zunächst befassen wir uns mit der Gruppe, die eigene Migrationserfahrungen gemacht hat,

z. B. als Gastarbeiter oder Flüchtlinge, indem sie ihr Herkunftsland (un-) freiwillig verlassen hat. Diese Gruppe weist die meiste Vulnerabilität und das höchste Demenzrisiko auf (Seven et al. 2015). Die Gründe hierfür sind vielschichtig:

- Migration ist Stress und Stress führt langfristig zu einem kognitiven Verfall! Eine Migration ist verbunden mit einer Entwurzelung von der Heimat und damit einhergehend dem Verlust von Familie und Freunden, die wiederum Heimweh, Depression und Ängste auslösen. Auch ein sogenannter „Kulturschock“ und die Anpassung an die neuen Lebensumstände begünstigen das Stresserleben.
- Die Gastarbeiter, die uns seit den 1960er Jahren unterstützt haben, haben prekäre Jobs und Arbeitsbedingungen hingenommen, denen der Großteil von uns nicht nachgehen möchte: Akkord- und Schichtarbeit, Lärm und Hitze am Arbeitsplatz sowie der Umgang mit gesundheitsgefährdeten Stoffen, Überstunden und Diskriminationserfahrungen waren die Regel. Dies führte auf lange Sicht zu einem schlechteren Gesundheitszustand und dieses Buch zeigt Ihnen deutlich auf, dass sowohl physische als auch mentale Erkrankungen Ihr individuelles Demenzrisiko begünstigen können (vgl. Kap. 14).
- Ein geringer sozioökonomischer Status, Altersarmut aufgrund kleiner Renten, ständige Sorgen ums Geld: Alltag für viele Migranten und ein weiterer Risikofaktor für die Entwicklung von kognitiven Störungen!
- Kein Schulabschluss oder nur ein Grundschulabschluss sind bei vielen Gastarbeitern, die heute unsere besondere Demenzrisikogruppe darstellen, die Regel. Auch der Anteil der Analphabeten, insbesondere bei Frauen, ist hoch. Deutschkenntnisse liegen mitunter nur rudimentär vor. All dies führt zu einer geringen kognitiven Reserve (eine Art „Puffer“, den wir uns im Laufe des Lebens erarbeiten, und der uns vor Hirnschädigungen bewahren soll; vgl. Kap. 9), die wiederum mit einem erhöhten Demenzrisiko verbunden ist.
- Zudem kann eine geringe Akkulturation, das heißt die Verweigerung jeglicher Anpassungsversuche an die deutsche Kultur und die Ablehnung des deutschen Kulturguts, wie z. B. Bratwurst, Bier und Schrebergarten, die Chancen auf eine Demenz erhöhen (Xu et al. 2017). Dies erklärt sich z. B. durch bestehen bleibende Sprachbarrieren und eine damit verbundene soziale Isolation. Auf der anderen Seite kann eine Migration hinein in den westlichen Lebensstil auch bei hoher Akkulturation problematisch werden: Weg von mediterranen Ernährungsweisen (vgl. Kap. 12) hinein in eine Gesellschaft, die Fastfood liebt und diese Liebe

ausgiebig auslebt. Zudem führt die westliche Infrastruktur mit gut ausgebauten öffentlichen Transportstrukturen nicht unbedingt dazu, dass man sich viel bewegt.
- Das Schicksal meint es nicht immer gut; Menschen, die aufgrund von Krieg, Armut oder Verfolgung nach Deutschland migriert sind und eine posttraumatische Belastungsstörung entwickelt haben, haben dadurch einen weiteren Demenzrisikofaktor entwickelt. Posttraumatische Belastungsstörungen fördern den Abbau von Hirnzellen und begünstigen eine Demenz in jedem Fall (Greenberg et al. 2014; vgl. Kap. 14).

Aber auch wenn Sie keine direkte Migrationserfahrung gemacht haben und Sie Kind oder Enkel eines Migranten sind, haben Sie einen Wettbewerbsvorteil, wenn es um die Entwicklung von Demenzen geht: Sie gehören zu dem erlesenen Kreis von Personen, die über eine geringe Gesundheitskompetenz verfügen, d. h. Sie sind weniger gut in der Lage, Gesundheitsinformationen zu finden, zu verstehen, zu bewerten und anzuwenden (Horn et al. 2015; Sørensen et al. 2012). Wir unterstellen Ihnen also folgendes Szenario (Ausnahmen bestätigen die Regel!): Möglichkeiten der Demenzprävention kennen und interessieren Sie nicht und wenn Sie subjektive kognitive Beeinträchtigungen haben, kümmern Sie sich nicht drum und gehen nicht zum Arzt! Die Ursachen hierfür liegen in einer mangelnden Informiertheit und fehlendem Wissen über die Möglichkeiten des deutschen Gesundheitssystems sowie in fehlenden Sprachkenntnissen. Dies sowie ein anderes Krankheitsverständnis führen zu einem allgemeinen Misstrauen gegenüber den westlichen Diagnostik- und Behandlungsmethoden (Horn et al. 2015). Aus dem türkischen Raum sind z. B. religiöse und kulturell bedingte magische Krankheitskonzepte bekannt (s. oben), die eine entscheidende Rolle für Krankheitsverständnis, Schmerzausdruck und Behandlungsmaßnahmen haben. Zum Beispiel sind „der böse Blick" oder der Glaube an „Dschinns" (unsichtbare Wesen) von älteren Türken häufig genannte Krankheitsursachen, bei denen der Prototyp eines deutschen Arztes sicherlich nur mit einem Fragezeichen im Gesicht reagieren wird (Seven et al. 2015).

Migranten mit Demenz in Deutschland: Man kennt sie kaum!

Wie bereits erwähnt, sind kognitive Störungen und Demenzen bei Menschen mit Migrationshintergrund deutlich unterdiagnostiziert. Es muss sie geben, aber wir kennen sie kaum! Dies hat vielfältige Gründe: Oma oder

Opa ist tüdelig, ein bisschen verwirrt, ganz normal, er/sie ist ja schon alt. Dieses Muster kennen wir in Deutschland auch unabhängig von irgendwelchen Migrationshintergründen. Dies hat dazu geführt, dass Menschen mit Demenz jahrzehntelang in den Familien „mitgeschleppt" wurden. Es war als ganz normal angesehen, dass die geistige Leistungsfähigkeit im Alter rapide nachlässt und man Oma und Opa eben unterstützen muss. An dieser Stelle muss man natürlich auch sagen, dass viele Menschen auch gar nicht so alt geworden sind; ein massiver kognitiver Leistungseinbruch ist vielleicht nie ans Tageslicht gekommen. Erst seit einigen Jahren gibt es ein Umdenken in der Gesellschaft und das Thema „Demenz" hat einen ganz neuen Stellenwert erhalten: „Alterstüdeligkeit" und „Demenz" das ist nicht mehr dasselbe Paar Schuhe. Oma und Opa werden zum Arzt gebracht und dem Ganzen wird auf den Zahn gefühlt. Soweit sind wir in vielen Migrationsfamilien noch nicht. Neben dem Auffangen der Dementen durch die Familie spielen auch kulturell- und religiös-bedingte Konzepte von Gesundheit und Krankheit eine wichtige Rolle, die ein frühzeitiges Aufsuchen eines Arztes bei kognitiven Beeinträchtigungen verhindern (Seven et al. 2015). Es fehlt ein Verständnis von Krankheit für den übermäßigen geistigen Leistungseinbruch im Alter und wir wissen: Wo kein Kläger, da kein Richter! Dies bedeutet aber gleichermaßen, dass Präventionskonzepte bis dato zu wenig spezifisch sind und nicht bei der Zielgruppe ankommen. Sollten Sie der Migrationsgruppe angehören, hier noch ein Tipp für die Zukunft: Diese Versorgungslücken sind mittlerweile auch ganz oben angekommen und es gibt immer mehr Task Forces und Initiativen, die das Thema Demenz bei Menschen mit Migrationshintergrund bearbeiten (z. B. DeMigranz – Bundesweite Initiative Demenz und Migration: https://www.demenz-und-migration.de). Aber für Sie gilt: Lassen Sie sich nicht beirren, ignorieren Sie jegliche Informationen und Angebote, werden Sie nicht schwach!

Wenn Sie aber vielleicht Kinder oder Enkel haben, die Ihnen ständig auf die Nerven gehen und meinen, Sie müssten Ihren Kopf mal von einem Arzt untersuchen lassen, gibt es gute Nachrichten für Sie: Aktuell mangelt es in der Praxis noch sehr an geeigneten kultursensiblen und möglichst sprachfreien neuropsychologischen Instrumenten zur Diagnostik von kognitiven Störungen bei Menschen, deren Deutschkenntnisse nicht für eine Standard-Testbatterie (vgl. Anhang für einen sprachbasierten kognitiven Kurztest) beim Hausarzt oder Neurologen/Psychiater ausreichen. Aber: Vertrauen Sie nicht zu lange darauf. Auch hier sind die Missstände bekannt und es werden fleißig Instrumente entwickelt und in die Praxis implementiert (Seven et al. 2015). Ein Pilotprojekt in diesem Bereich stellt das „Transkulturelle Assessment (TRAKULA)" dar, das federführend vom Autor dieses Buches JK ins

Leben gerufen wurde und eine möglichst sprachfreie sowie kultursensible Diagnostik von Menschen mit Migrationshintergrund und kognitiven Störungen ermöglicht. In der nachfolgenden Abbildung finden Sie zwei beispielhafte Aufgaben aus der TRAKULA-Testbatterie (Abb. 1).

Paarassoziationslernen

Instruktion: Bitte prägen Sie sich die Bilder ein. Anschließend werde ich Ihnen nur eines der Bilder zeigen sowie eine Auswahl an vier weiteren Bildern, von denen Sie das zugehörige Bild auswählen sollen.

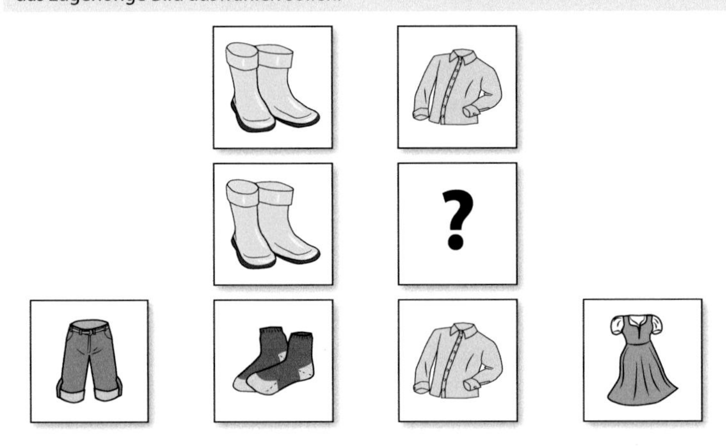

Konzepterkennung

Instruktion: Welches der vier Bilder auf der rechten Seite gehört am ehesten zu der abgebildeten Erdbeere links?

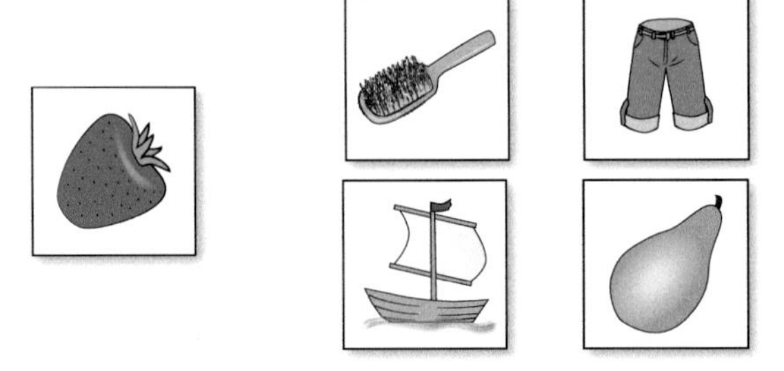

Abb. 1 Beispiele für ein nichtsprachliches kognitives Screening, wie es beispielsweise im TRAKULA (Transkulturelles Kognitives Screening; Hogrefe Verlag; im Druck) verwendet wird

KURZ UND KNACKIG – AUF EINEN BLICK

1. Menschen mit Migrationshintergrund weisen ein erhöhtes Risiko für die Entwicklung von Demenz auf.
2. Die Gründe für das erhöhte Demenzrisiko sind vielfältig: Migrationsstress, posttraumatische Belastungsstörungen, schlechte Arbeitsbedingungen und ein damit verbundener schlechter Gesundheitsstatus, Armut, geringe kognitive Reserve, fehlende Akkulturation.
3. Menschen mit Migrationshintergrund sind im Hinblick auf demenzielle Erkrankungen stark unterdiagnostiziert; es fehlt an geeigneten Diagnostikinstrumenten und der Eigeninitiative für eine Demenzdiagnostik.

Literatur

Bickel H (2018) Informationsblatt 1: Die Häufigkeit von Demenzerkrankungen. Deutsche Alzheimer Gesellschaft e. V., Selbsthilfe Demenz, Berlin

Greenberg MS, Tanev K, Marin MF et al (2014) Stress, PTSD, and dementia. Alzheimers Dement 10(3 Suppl):155–165. https://doi.org/10.1016/j.jalz.2014.04.008

Horn A, Vogt D, Messer M et al (2015) Health Literacy von Menschen mit Migrationshintergrund in der Patientenberatung stärken. Ergebnisse einer qualitativen Evaluation. Bundesgesundheitsblatt Gesundheitsforschung Gesundheitsschutz 58(6):577–583. https://doi.org/10.1007/s00103-015-2147-0

Mohammadzadeh Z, Tempel G (2005) Ältere Migrantinnen und Migranten in Bremen: Demografische Struktur, soziale Lage und gesundheitliche Situation. Gesundheitswesen 67(12):832–839. https://doi.org/10.1055/s-2005-858907

Monsees J, Hoffmann W, Thyrian JR (2019) Prävalenz von Demenz bei Menschen mit Migrationshintergrund in Deutschland. Z Gerontol Geriat 52:654–660. https://doi.org/10.1007/s00391-018-01469-0

Seven ÜS, Braun IV, Kalbe E et al (2015) Demenzdiagnostik bei Menschen türkischer Herkunft – TRAKULA. In: Dibelius O, Feldhaus-Plumin E, Piechotta-Henz G (Hrsg) Lebenswelten von Menschen mit Migrationserfahrung und Demenz. Hogrefe, Bern, S 51–87

Sørensen K, Van den Broucke S, Fullam J et al (2012) Health literacy and public health: a systematic review and integration of definitions and models. BMC Public Health 1:80. https://doi.org/10.1186/1471-2458-12-80

Statistisches Bundesamt (2019) Bevölkerung Erwerbstätigkeit. Bevölkerung mit Migrationshintergrund – Ergebnisse des Mikrozensus 2018. Fachserie 1, Reihe 2.2. Statistisches Bundesamt, Wiesbaden

Xu H, Zhang Y, Wu B (2017) Association between migration and cognitive status among middle-aged and older adults: a systematic review. BMC Geriatr 17(1):184. https://doi.org/10.1186/s12877-017-0585-2

9

Wenn das Gehirn vorbereitet ist: Die kognitive Reserve

Ann-Kristin Folkerts

Inhaltsverzeichnis

Beginnend mit diesem Kapitel werden wir Ihnen nun vielfältige Möglichkeiten darstellen, auf die Sie aktiv Einfluss nehmen können, damit das ultimative Ziel „Demenz" in greifbare Nähe rückt. Je früher Sie in Ihrem Leben mit der Beeinflussung der verschiedenen Faktoren, d. h. geistige und physische Aktivität, Ernährung, soziales Miteinander sowie Alkohol und Drogen, beginnen, desto größer wird der Effekt auf geistige Abbauprozesse sein. Sie brauchen das Buch aber nicht zuschlagen, wenn Sie bisher ein aktives Leben geführt haben und nun im höheren Alter sagen: Die Demenz ist das Ziel! Auch Sie können jederzeit auf das Karussell aufspringen, das Sie um den Verstand bringen wird.

Als Grundlage möchten wir Ihnen an dieser Stelle das Prinzip der kognitiven Reserve als wichtigstes Konstrukt zum Aufbau der sogenannten Resilienz bzw. psychischen Widerstandskraft vorstellen (Stern et al. 2018). Ihr Ziel sollte klar sein: Diese Widerstandskraft gilt es mit allen Mitteln

J. Kessler et al., *Der andere Anti-Demenz-Ratgeber*,
https://doi.org/10.1007/978-3-662-60606-3_9

zu durchbrechen! Die kognitive Reserve beschreibt die Anpassungsfähigkeit (d. h. Effizienz, Kapazität und Flexibilität) unserer kognitiven Prozesse, wenn es im Gehirn zu Schädigungen kommt. Dies bedeutet, dass unser Gehirn ausgehend von der Größe des kognitiven Reservespeichers in der Lage ist, neue Informationspfade im Gewusel der Neuronen aufzunehmen, wenn es in bestimmten Bereichen zu alters- oder krankheitsbedingten Ausfällen gekommen ist (z. B. durch typische Alzheimer-Veränderungen). Dieser kognitive Reservespeicher ist teilweise genetisch bedingt (An dieser Stelle einfach hoffen, dass Ihre Eltern Ihnen einen möglichst kleinen Speicher vererbt haben!), aber er kann auch durch unser Verhalten (z. B. Bildung, Beruf und Bewegung) vergrößert werden – und dies gilt es an dieser Stelle natürlich möglichst zu vermeiden.

An wem Sie sich kein Beispiel nehmen sollten: Die Schul-Schwestern von Notre Dame, USA

In den 1990er Jahren wurden 678 Nonnen aus dem Notre-Dame-Orden in Mankato, Minnesota, USA, im Alter von 76 bis 107 Jahren über viele Jahre hinweg (teilweise bis zu ihrem Tod) immer wieder intensiv physisch und kognitiv untersucht (Snowdon 2001, 2003). Auch stellten einige Schwestern post mortem ihr Gehirn für pathologische Untersuchungen zur Verfügung. Die Besonderheit der Nonnen: Ihr homogener Lebensstil, der sich über viele Jahrzehnte ihres Lebens nicht verändert hatte. Sie zeichneten sich allerdings durch ein sehr aktives Leben aus: Sie waren gebildet und arbeiteten als Erzieherinnen und Lehrerinnen – Berufe, die ein hohes Maß an geistiger Aktivität erfordern. Physische Aktivität hatte einen festen Bestandteil in ihren Tagesläufen und sie waren stets in ein enges soziales Miteinander integriert. Vielleicht lässt sich an dieser Stelle auch mit einem Augenzwinkern festhalten: Stress durch Ehemänner, die sie in den Wahnsinn hätten treiben können, war ausgeschlossen. In dieser Kohorte Schulschwestern zeigte sich eine enorme Hochaltrigkeit: Nicht selten sind einzelne Schwestern 100 Jahre und älter geworden! Und das wirklich Besondere war: Sie waren auch mit über 100 noch geistig fit, vollkommen klar, ohne Ausfallerscheinungen. Unser Ziel „Demenz“ hatten sie damit definitiv verfehlt! Allerdings zeigte die pathologische Untersuchung ihrer Gehirne ein anderes Bild: Die Hirne wiesen teilweise eine massiv ausgereifte Alzheimer-Pathologie auf! Wie lässt sich das erklären? Hier kommt die kognitive Reserve wieder ins Spiel: Das Zusammenspiel aus geistiger, physischer und sozialer Aktivität scheint im Laufe des Lebens der Nonnen dazu geführt zu haben, dass eine enorme Reservekapazität gegenüber Hirnschädigungen aufgebaut werden konnte. Wichtig: Nehmen Sie sich also auf gar keinen Fall ein Beispiel an diesen Schwestern! Doch auch wenn Sie Ihr Leben lang nonnenhaft auf die Demenzprävention hingearbeitet haben, können Sie dem Club der Dementen noch beitreten, denn Ihre persönliche kognitive Reserve wird dazu beitragen, dass Ihre Demenz erst im fortgeschrittenen Stadium bemerkt wird (Stern 2012). Halten Sie sich an dieser Stelle auch vor Augen, dass die Demenz auch die großen Denker unserer Zeit wie Walter Jens oder den ehemaligen US-Präsident Ronald Reagan ereilt hat. Sicherlich haben sich die beiden eine große kognitive Reservekapazität im Laufe ihres Lebens erarbeitet, sodass ihr Gehirn lange Zeit bereits aufgetretene Schädigungen kompensieren konnte. Sie sind dann nur nicht schnell genug von der Bildfläche verschwunden, sodass die demenziellen Symptome doch noch Einzug halten konnten. Wenngleich die kognitive Reserve das Auftreten klinisch relevanter Demenzsymptome hinauszögern kann, so kann sie das Auftreten nicht gänzlich verhindern. Stattdessen kommt es irgendwann zum sogenannten „Terminal Drop" und die kognitiven Störungen treten plötzlich und dabei relativ fortgeschritten auf (vgl. Abb. 1). Zu diesem Zeitpunkt wird der kognitive Abbau sehr viel rasanter als bei Personen mit geringerem Reservespeicher voranschreiten, da in der Zeit, in der Ihre kognitive Reserve ausgenutzt werden konnte, die Schädigungen in Ihrem Gehirn bereits massiv vorangeschritten sind. Tja, und was soll man bei fortgeschrittener Demenz schon noch machen? Ihr persönliches Ziel ist ganz nah!

Der griechische Tempel der Demenzprävention oder die vier Säulen der kognitiven Reserve

Wir haben es bereits anklingen lassen: Es gibt verschiedene Schrauben, an denen sich drehen lässt, wenn es darum geht, die kognitive Reserve möglichst gering zu halten. Die vier am besten untersuchten Faktoren beziehen sich auf die Bildung bzw. geistige Aktivität (vgl. Kap. 8), Bewegung und Sport (vgl. Kap. 11), Ernährungsfaktoren (vgl. Kap. 12) sowie auf soziale Aktivität bzw. dem Vorbeugen von sozialer Isolation und Einsamkeit (vgl. Kap. 15; Livingston et al. 2017). Diese vier Faktoren können aber nicht nur unabhängig voneinander beeinflusst werden, sondern auch im Rahmen multidisziplinärer Präventionsansätze gegenüber dem kognitiven Verfall,

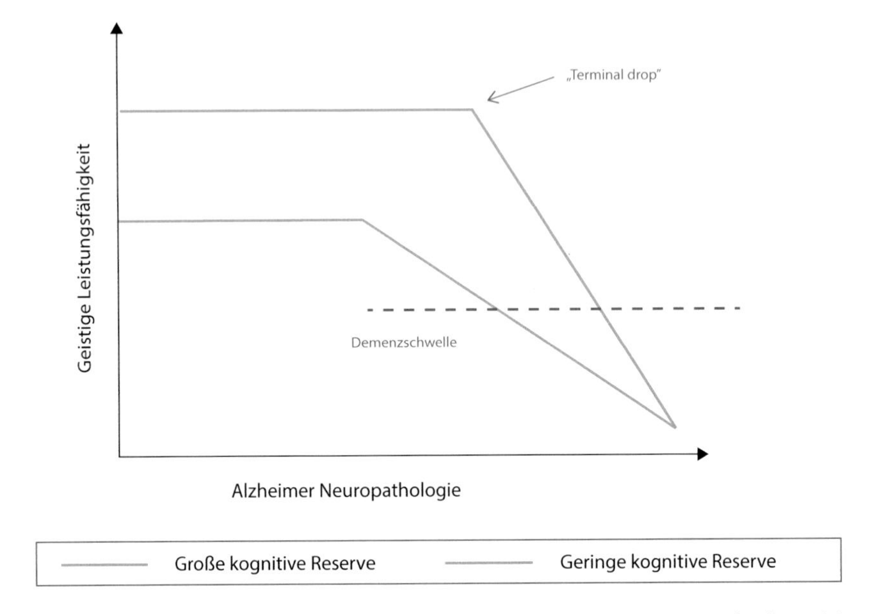

Abb. 1 Die geistige Leistungsfähigkeit ist immer auch abhängig von der kognitiven Reserve. Eine große kognitive Reserve verhindert ein frühes demenzielles Geschehen, dafür ist zu einem späteren Zeitpunkt der geistige Abbau besonders rasant

vor denen wir Sie an dieser Stelle warnen möchten: Diese Lebensstil-Interventionen, die insbesondere auch den Abbau von vaskulären Risikofaktoren im Blick haben, haben in der jüngeren Vergangenheit für ordentlich Furore in der „Scientific Community" gesorgt, da sie sich als möglicherweise überlegen gegenüber dem Nachgehen von einzelnen Risiko- und Schutzfaktoren gezeigt haben (Escher und Jessen 2019; Kivipelto et al. 2018; groß angelegte Multidomänen-Interventionen: FINGER-Studie: Ngandu et al. 2015; MAPT-Studie: Andrieu et al. 2017; PreDIVA-Studie: Moll van Charante et al. 2016). So werden z. B. kognitives Training („Gedächtnistraining"), Ernährungsberatung und Sport in einem Wochenplan verknüpft. Wie anstrengend! Das bedeutet: Wenn Sie also irgendwann mal auf die Idee kommen sollten, dass Sie ein wenig Kraft und Ausdauer trainieren sollten, damit Sie es auch weiterhin schaffen, vom Sofa aufzustehen, um dem Lieferdienst die Tür zu öffnen und Ihre XXL-Pizza mit doppelt Käse entgegenzunehmen, versuchen Sie bitte nicht, noch gleichzeitig Bildungsfernsehen im Sinne von „Wer wird Millionär" zu konsumieren oder auf Diät-Cola umzuschwenken.

Ihre Vorbilder: Garfield und Oblomow

Das Motto für den demenzfördernden Alltag lautet: Inaktivität, Inaktivität, Inaktivität! Damit ist natürlich nicht nur körperliche Inaktivität, sondern auch geistige Inaktivität gemeint. Ihr größtes Vorbild sollte ab jetzt entweder die Katze Garfield oder Ilja Iljitsch Oblomow sein. Wenn Sie Garfield noch nicht kennen, dann reichen zwei Worte: fett und faul. Sollten Sie mit Herrn Oblomow noch nicht bekannt sein: Diese russische Romanfigur von Iwan Gontscharow (1812–1891) zeichnet ein inspirierendes Leben. Vielversprechend zu Beginn, geht es dank absoluter Lethargie, Untätigkeit und Passivität nur noch den Berg hinab. Wer einen aktiven Lebensstil pflegt, der lebt länger (Konlaan et al. 2002) und hat ein niedrigeres Demenzrisiko (Verghese et al. 2003). Das gilt für das gesamte Leben, besonders aber auch für das Alter. Ein aktiver Lebensstil, das bedeutet laut Weltgesundheitsorganisation (WHO), die Teilnahme am „sozialen, wirtschaftlichen, kulturellen, spirituellen und zivilen Leben". Und da das die Lebenserwartung und Lebensqualität im Alter erhöhen soll, empfiehlt die WHO, dass aktives Altern von Politik und Gesellschaft gefördert werden sollten (WHO 2002). Das Konzept des aktiven Alterns scheint es jedoch schon seit der Antike gegeben zu haben, so schreibt Cicero bereits ca. 45 v. Chr.: „Die Alten sollten nicht klagen, sondern sich weiterhin in Vernunft, Weisheit und Fleiß üben und ihre Zeit der Kunst und Wissenschaft widmen." In den folgenden Kapiteln werden wir Ihnen den Einfluss eines aktiven Lebensstils auf das Demenzrisiko darlegen sowie Möglichkeiten aufzeigen, wie Sie einem solchen Lebensstil entkommen können. Dies ist mitunter gar nicht so einfach, da ein aktives Leben auch im höheren Alter zunehmend stark propagiert wird. Zunehmend liest man von den „Best/Silver/Golden Agern" – Personengruppen, vor denen Sie Abstand halten sollten.

KURZ UND KNACKIG – AUF EINEN BLICK

1. Die kognitive Reserve stellt ein wichtiges Prinzip in der Demenzprävention dar und umfasst den Aufbau einer Reservekapazität, die im Fall einer Hirnschädigung (z. B. bei Demenz) dazu beiträgt, dass die kognitive Leistungsfähigkeit möglichst lang aufrechterhalten bleiben kann.
2. Die kognitive Reserve ist genetisch determiniert, aber durch die Berücksichtigung von beeinflussbaren Risiko- und Schutzfaktoren gegenüber dem kognitiven Verfall haben wir die Möglichkeit, die Reservekapazität im Laufe unseres Lebens zu erhöhen. Es wird angenommen, dass durch eine ausreichende Prävention im Bereich der Lebensstilfaktoren bis zu ein Drittel der Demenzfälle reduziert werden könnten.
3. Die vier wichtigsten Faktoren zur Vergrößerung der kognitiven Reserve im Laufe des Lebens sind geistige, physische und soziale Aktivität sowie Ernährung.

Literatur

Andrieu S, Guyonnet S, Coley N et al (2017) Effect of long-term omega 3 polyunsaturated fatty acid supplementation with or without multidomain intervention on cognitive function in elderly adults with memory complaints (MAPT): a randomised, placebo-controlled trial. Lancet Neurol 16(5):377–389. https://doi.org/10.1016/S1474-4422(17)30040-6

Escher C, Jessen F (2019) Prävention von kognitivem Abbau und Demenz durch Behandlung von Risikofaktoren. Nervenarzt 90(9):921–925. https://doi.org/10.1007/s00115-019-0759-6

Kivipelto M, Mangialasche F, Ngandu T (2018) Lifestyle interventions to prevent cognitive impairment, dementia and Alzheimer disease. Nat Rev Neurol 14(11):653–666. https://doi.org/10.1038/s41582-018-0070-3

Konlaan BB, Theobald H, Bygren L-O (2002) Leisure time activity as a determinant of survival: a 26-year follow-up of a Swedish cohort. Public Health 116:227–230. https://doi.org/10.1038/sj.ph.1900851.

Livingston G, Sommerlad A, Orgeta V et al (2017) Dementia prevention, intervention, and care. Lancet 390(10113):2673–2734. https://doi.org/10.1016/S0140-6736(17)31363-6

Moll van Charante EP, Richard E, Eurelings LS et al (2016) Effectiveness of a 6-year multidomain vascular care intervention to prevent dementia (preDIVA): a cluster-randomised controlled trial. Lancet 388(10046):797–805. https://doi.org/10.1016/S0140-6736(16)30950-3

Ngandu T, Lehtisalo J, Solomon A (2015) A 2 year multidomain intervention of diet, exercise, cognitive training, and vascular risk monitoring versus control to prevent cognitive decline in at-risk elderly people (FINGER): a randomised controlled trial. Lancet 385(9984):2255–2263. https://doi.org/10.1016/S0140-6736(15)60461-5

Snowdon DA (2001) Aging with grace: what the nun study teaches us about leading longer, healthier, and more meaningful lives. Bantam Books, New York

Snowdon DA; Nun Study (2003) Healthy aging and dementia: findings from the nun study. Ann Intern Med 139(5 Pt 2):450–454. https://doi.org/10.7326/0003-4819-139-5_part_2-200309021-00014

Stern Y (2012) Cognitive reserve in ageing and Alzheimer's disease. Lancet Neurol 11(11):1006–1012. https://doi.org/10.1016/S1474-4422(12)70191-6

Stern Y, Arenaza-Urquijo EM, Bartrés-Faz D et al (2018) Whitepaper: defining and investigating cognitive reserve, brain reserve, and brain maintenance. Alzheimers Dement S1552–5260(18):33491–33495. https://doi.org/10.1016/j.jalz.2018.07.219

Verghese J, Lipton RB, Katz M et al (2003) Leisure activities and risk of dementia in the elderly. N Engl J Med 348:2508–2516. https://doi.org/10.1056/NEJMoa022252

World Health Organisation (WHO) – Abteilung für Vorbeugung von nichtübertragbaren Krankheiten und Förderung der geistigen Gesundheit Altern und Lebenslauf (2002) Aktiv altern: Rahmenbedingungen und Vorschläge für politisches Handeln. https://apps.who.int/iris/bitstream/handle/10665/67215/WHO_NMH_NPH_02.8_ger.pdf;sequence=2. Zugegriffen: 20. Januar 2020

10

Fernsehquiz oder Bildung?

Pia Linden und Ann-Kristin Folkerts

Inhaltsverzeichnis

Das Fördern der geistigen Inaktivität sollte unangefochten auf Platz 1 Ihrer To-do-Liste für den kognitiven Verfall stehen, da in diesem Bereich die meisten Studienergebnisse vorliegen: Wenig Bildung in der Kindheit und Jugend, ein geistig kaum anregender Job und Freizeitbeschäftigungen, die ausschließlich allein und liegend auf dem Sofa stattfinden, sind die besten Voraussetzungen, um sich selbst um den Verstand zu bringen. Also um die Frage Fernsehquiz oder Bildung direkt zu Beginn zu beantworten: Fernsehquiz! Allerdings findet unser aktuelles TV-Programm sicherlich auch noch Formate, die weniger geistig anregend sind: Wir empfehlen das Nachmittagsprogramm der Privatsender oder auch Verkaufsfernsehen und AstroTV!

Demenzprävention beginnt tatsächlich bereits im Kindes- und Jugendalter, da wir hier in Sachen Bildung den Grundstein für die kognitive Reserve legen. So zeigt eine Studie mit über 32.000 schottischen Grundschülern, die im Jahr 1932 im Alter von 11 Jahren erstmalig untersucht

J. Kessler et al., *Der andere Anti-Demenz-Ratgeber*,
https://doi.org/10.1007/978-3-662-60606-3_10

worden sind, dass der damals gemessene Intelligenzscore das Auftreten einer Demenz im hohen Alter vorhersagt: So zeigte sich für die Menschen mit den niedrigsten Testwerten aus der Kindheit die höchste Wahrscheinlichkeit, eine Demenz zu entwickeln (Russ et al. 2017). Auch unsere Nonnen aus dem vorherigen Kapitel sollen an dieser Stelle noch einmal als Beispiel gelten: So konnte im Rahmen der Nonnen-Studie gezeigt werden, dass die sogenannte „semantische Dichte" (d. h. der semantische Inhalt/die Ideen-Dichte der Sprache) in den selbst verfassten Autobiografien der Nonnen, zu denen sie in den 1930er Jahren aufgefordert waren und somit zwischen dem 18. und 32. Lebensjahr entstanden sind, mit den kognitiven Leistungen im hohen Alter, der Alzheimer-Pathologie sowie der Mortalität zusammenhängen: Je höher die semantische Dichte, die als ein Bildungsindikator angesehen werden kann, desto weniger liegen kognitive Defizite und Alzheimer-Pathologie im Alter vor und desto höher ist das Sterblichkeitsalter (Snowdon et al. 1996; 1999; 2000).

Schule und Ausbildung: Wann sollte das Schulschwänzen beginnen?

Die Literatur ist sich nicht ganz einig, wenn es darum geht, festzulegen, wie viel Schuljahre unserem Verstand bereits besonders zuträglich sind. Fest steht: Je weniger Schuljahre Sie abgesessen haben, desto besser! Es gibt Studien, die zeigen, dass die kritische Grenze bei 10 Schuljahren liegt (Then et al. 2016). Wenn Sie diese Grenze überschritten haben, so senken Sie Ihre Erfolgsaussichten auf eine frühzeitige Demenz maßgeblich. Die Volks- und Hauptschüler unter Ihnen können allerdings auf Ihrer individuellen Demenz-Erfolgsskala ein Bonus-Sternchen vermerken. Eine weitere Analyse zeigte allerdings, dass der Vorteil geringer Schulbildung gegenüber der Demenzentwicklung erst dann evident wird, wenn keine Schulbildung oder lediglich ein Besuch der Primarstufe (Grundschule, 4 Jahre) vorliegt (Livingston et al. 2017). Das ist zwar bei 40 % der Weltbevölkerung der Fall, aber wenn wir ehrlich sind: In Deutschland kommt das nur selten vor. Das mag vor allem daran liegen, dass uns die deutsche Regierung eine Schul- und Bildungspflicht aufgezwungen hat. An dieser Stelle kann aber noch eine andere Studie genannt werden, die zeigen konnte, dass jedes zusätzliche Schul- und Ausbildungsjahr der Demenzprävention erfolgreich in die Hände spielt: Jedes weitere Jahr steigert die Wahrscheinlichkeit, keine Demenz zu entwickeln, um 7 % und erhöht die kognitive Reservekapazität (Xu et al. 2016; vgl. Kap. 9 und 17).

Für die jungen Leser, die aktuell noch von ihren Eltern zum Abitur gezwungen werden, bedeutet das: Schulschwänzen! Und wenn sich der Besuch der Schule nicht vermeiden lässt: Folgen Sie nicht den Inhalten, starren Sie auf Ihr Handy und aktualisieren Sie im Sekundentakt Ihren Instagram Feed und lassen Sie sich von den Fotos und Videos berieseln, lesen Sie nicht die Texte unter den Fotos. Sie können auch bei der altbewährten Methode des Däumchendrehens bleiben. Und wenn die Eltern mit Nachhilfe daherkommen, hilft nur ein massiver Boykott dieser Maßnahmen! Und hier sei noch ein spannendes Studienergebnis zu erwähnen: Je schlechter Ihre Schulnoten sind bzw. waren, desto wahrscheinlicher ist es, dass die Demenz nicht lange auf sich warten lässt (Dekhtyar et al. 2016). Falls Sie also die Schulbank drücken mussten, grottenschlecht führt auch zum Ziel!

Und für die treusorgenden Eltern unter den Lesern, die sich natürlich auch für ihre Kinder nichts Sehnlicheres wünschen, als dass auch sie sehr schnell von ihrem Verstand keinen Gebrauch mehr machen können, haben wir folgende Tipps: Arbeiten Sie sukzessive daraufhin, dass Ihre Kinder oder Enkel möglichst keinen Spaß am Bildungskonsum entwickeln. Wenn das Kind nach Smartphone, Fernseher und Spielekonsole fragt, lassen Sie es zu. Aber es ist wichtig, dass Sie einen strengen Blick auf die Inhalte haben. Es gibt zahlreiche Videospiele, die bei Ihren Schützlingen z. B. zu deutlichen Verbesserungen der Aufmerksamkeits- und visuell-räumlichen Leistungen führen, und vergessen Sie nicht kooperative Spiele zu verbieten, da diese die soziale Interaktion mit der Peer-Group ermöglichen (Green 2014). Und wenn Sie an einer Freiheitsstrafe interessiert sind (das würde in jedem Fall zu einer geistigen Inaktivität Ihrerseits führen; Christodoulou 2012), können Sie auch überlegen, ob Sie Ihren Nachwuchs nicht der Schule fernhalten.

Geistige Inaktivität ein Leben lang: Weg mit dem Job, weg mit den Hobbys!

Sie sehen, dass Sie bereits in jungen Jahren eine wichtige Grundlage für Ihre spätere geistige Gesundheit legen können. Wenn Sie diese Möglichkeiten verpasst haben, ist es umso wichtiger, dass Sie Bildungsinstitutionen für Erwachsene fernbleiben: Auch wenn Familie und Freunde nörgeln: Sie müssen mit 40 Jahren keinen Schulabschluss nachholen. Und nein, das Erlernen einer Fremdsprache ist nicht sinnvoll (Klimova 2018). Sowieso: Um Kurse an der Volkshochschule sollten Sie einen großen

Bogen machen. Und auch für Smartphone-Apps zum Spracherwerb bitte kein Geld ausgeben! Lebenslanges Lernen kann nicht Ihr Ziel kann! Auch weitere Hobbys, die sich im Laufe der Jahre eingeschlichen haben, sollten überdacht werden. Fragen Sie sich stets: Brauche ich für diese Freizeitbeschäftigung mein Gehirn? Und kann ich das alleine für mich tun oder verlangt das Hobby Freunde und Bekannte zu treffen? Sie kennen die Antwort jetzt schon: Wir sind auf der Suche nach möglichst eintönigen und wenig herausfordernden Aktivitäten, die Sie allein für sich durchführen können, um die Zeit totzuschlagen. Fernsehen und Videospiele haben wir bereits genannt. Fernsehen macht nämlich tatsächlich dumm: Menschen über 50, die mehr als 3,5 h pro Tag fernsehen, haben mit Einschränkungen ihrer geistigen Leistungsfähigkeiten zu rechnen. Was ist fernsehen? Fernsehen kann als Kombination rasch wechselnder, fragmentierter, dichter sensorischer Reize einerseits und Passivität des Betrachters andererseits beschrieben werden. So kann man natürlich auch einen Tatort oder ein Raumschiff beschreiben. Erhöhter Fernsehkonsum erhöht das Demenzrisiko leicht, und die Bevorzugung von Seichterem scheint besonders zu Aufmerksamkeits- und Gedächtnisdefiziten zu führen (Abb. 1). Eine Dosis-Wirkungs-Kurve belegt dies nachdrücklich: Je mehr TV, desto größer die Leistungsabnahme (Fancourt und Steptoe 2019). Auch das Tablet und das Smartphone liefern gute Beschäftigungsmöglichkeiten, um den kognitiven Verfall zu beschleunigen. Laut Manfred Spitzer, ein deutscher Neurowissenschaftler und Psychiater und Begründer der digitalen Demenz als neuartige Erscheinung des „Homo Zappiens", machen digitale Medien tatsächlich dick, dumm, aggressiv, einsam und krank (Spitzer 2012). Lesen Sie keine Printmedien und auf gar keinen Fall Bücher (außer dieses natürlich). Und wenn Sie es doch nicht lassen können, dann lesen Sie die Werbeprospekte von Aldi. Verbrennen Sie also Ihre Bücher; den E-Book-Reader im Übrigen auch. Tagebuchschreiben ist ebenfalls nicht im Trend und Reisen und Urlaube inkl. Besuch von Museen und anderen kulturellen Stätten sind tabu. Kulturveranstaltungen wie Theater, Oper und Ballett sollten sie ferner meiden. Sie sollten höchstens mal über ein Heavy-Metal-Konzert, das sie ohne Ohrenschutz besuchen, nachdenken (vgl. Kap. 15). Das spart auch Geld, das Sie in einen guten Pizza- und Fastfood-Lieferdienst investieren können (vgl. Kap. 12). Auch das Ausüben von künstlerischen Aktivitäten, sei es Zeichnen, Malen, Basteln, Schreiben oder durchgedrehte Performancekunst, könnten sich als hinderlich bei der Entwicklung Ihrer Demenz erweisen, denn dieser künstlerische Klimbim scheint Aufmerksamkeit und Erinnerung bei Menschen, die von einer Demenz betroffen sind, zu verbessern.

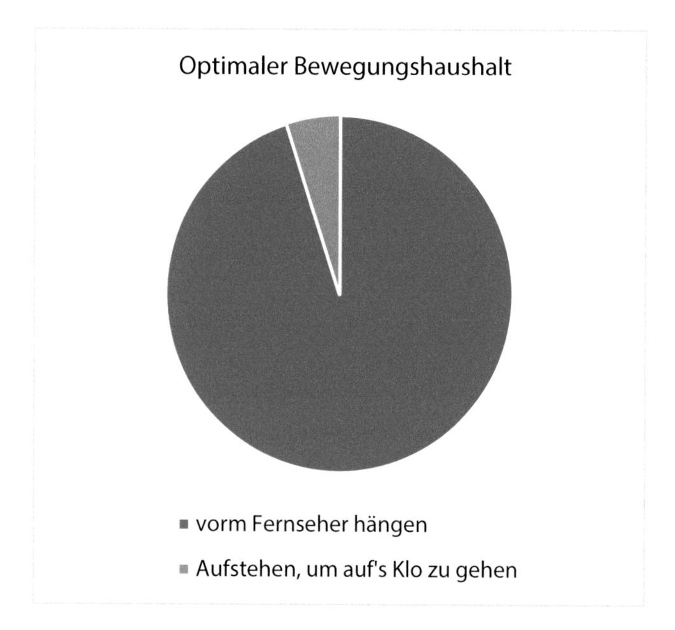

Abb. 1 Ihre Bewegung lässt sich auf ein Minimum reduzieren, wenn Sie ununterbrochen Fernsehen schauen und höchstens durch einen Gang zu dem nahegelegenen Klo unterbrechen

Und an dieser Stelle sollten wir uns auch nochmal dem elendigen Thema „Gedächtnistraining" (auch: kognitives Training in der Fachsprache und Gehirnjogging bei Nintendo) widmen. Viele Menschen sind nicht so entschlossen wie Sie und versuchen stringent die demenzielle Erlösung hinauszuzögern. Hier hat sich in den letzten Jahren ein großer Markt eröffnet: Das Training von geistigen Funktionen (z. B. Aufmerksamkeit, planerisches und strategisches Vorgehen, Multitasking) durch Papier- und Bleistift-Übungen oder durch den Einsatz von digitalen Tools für PC, Tablet und Smartphone. Ein interessanter neuer Ansatz könnte zudem die virtuelle Realität darstellen, mithilfe derer man kognitive Funktionen in alltagsähnlichen, real wirkenden Situationen wie in einem Computerspiel trainieren kann. Kaum zu glauben, dass bei diesem neuen technischen Simsalabim auch mal etwas Gutes dabei ist! Da analoges und digitales Gehirnjogging tatsächlich hilft, die kognitiven Fähigkeiten zu verbessern bzw. zu stabilisieren (Gates et al. 2019; Hill et al. 2017; Lampit et al. 2014), sollten Sie unbedingt davon absehen! Kreuzworträtsel und Sudoku sind zwar weniger gefährlich, da die Herausforderung fehlt und wir eine Routine erarbeiten, aber wir sollten an dieser Stelle keine Risiken eingehen. Es gilt: Lassen Sie Ihre grauen Zellen einfach ruhen!

Und worüber wir noch gar nicht gesprochen haben, ist Ihr Job: Weg damit! Hartz IV ist für alle da! Und Arbeitslosigkeit und ein damit zusammenhängender niedriger sozioökonomischer Status stellen eine 1A Grundlage dar, um den Verstand nach und nach zu verlieren (Deckers et al. 2019).

Ihr Auftrag sollte an dieser Stelle also klar sein: Bleiben Sie geistig möglichst inaktiv. Die Gefahr ist zu groß, dass Sie Ihre kognitive Reserve triggern und erste Erfolge auf dem Weg zur frühzeitigen Demenz im Sande verlaufen.

Tipps für Ihren geistig wenig abwechslungsreichen Tagesablauf

Eine wichtige Regel direkt zu Beginn: Versuchen Sie Ihren Schlaf-Wach-Rhythmus umzukehren und schlafen Sie, wenn die Normalos wach sind und umgekehrt. Lassen Sie am besten die Rollläden herab, damit Sie den Anbruch des Tages in jedem Fall verpassen! Das hat zwei große Vorteile für Sie:

1. Durch ein solches Verhalten sind Sie viel weniger der Gefahr ausgesetzt, dass Familie und Freunde (von denen raten wir sowieso ganz dringend ab, vgl. Kap. 16) mit Ihnen Kontakt aufnehmen wollen. Kontakt mit Menschen bedeutet immer auch geistige Aktivität. Sie hören zu, Sie denken nach, Sie antworten, Sie geben Ratschläge. Lassen Sie das bleiben!
2. Ein umgekehrter Schlaf-Wach-Rhythmus ist ein typisches Demenzsymptom, das im Verlauf der Erkrankung auftritt und insbesondere die Angehörigen in den Wahnsinn treibt. Gewöhnen Sie sich frühzeitig daran, fühlen Sie sich in die Demenz hinein. Das hat auch den Vorteil, dass sich Ihre Angehörigen evtl. schon vor Beginn Ihrer Demenz von Ihnen abwenden, da haben Sie direkt zwei Fliegen mit einer Klatsche erwischt!

Mit welchen „Aktivitäten" könnte Ihr Tag also gefüllt sein:

15 Uhr: Sie wachen auf. Nehmen Sie direkt Ihr Smartphone zur Hand und lassen Sie sich auf YouTube und Co. berieseln. Klicken Sie das erstbeste Video an, starren Sie auf den Bildschirm. Hören Sie nicht hin, denken Sie nicht nach. Nachrichten sollten Sie meiden wie der Teufel das Weihwasser.

Gönnen Sie sich ein Frühstück im Bett. Unser Vorschlag: Kombinieren Sie einen Wachmacher mit wichtigen Kalorien, z. B. RedBull mit BiFi!

16 Uhr: Wenn Sie keinen Fernseher im Schlafzimmer haben (könnten Sie mal auf Ihre Bucket List setzen!), wandern oder robben Sie auf die Couch. Das Nachmittagsprogramm der Privatsender liefert eine gute Auswahl. Nutzen Sie diesen bunten Strauß an durch nichts zu überbietenden Trivialitäten. Nebenbei können Sie weiter Ihre Social Media Feeds durchforsten, aber vermeiden Sie die Kommunikation mit anderen. Falls doch mal wer per WhatsApp nervt: Kurze und knackige Antworten sind ausreichend. Vielleicht schaffen Sie es auch, jegliches Gespräch im Keim zu ersticken. Dabei gilt die höchste Regel: Stellen Sie niemals eine Rückfrage! Auf dem Weg vom Bett zum Sofa kommen Sie eventuell am Badezimmer vorbei, ignorieren Sie dieses aber: Körperhygiene ist überbewertet, wenn man sowieso alleine bleibt. Machen Sie es sich im Pyjama oder Morgenmantel gemütlich! Gönnen Sie sich ein zweites Frühstück, am besten ein Bauernfrühstück. Warum nehmen Sie nicht auch schon ein Weizenbier dazu? Der Allgäuer kann das auch!

20 Uhr: Ihr Tagesrhythmus ist durcheinander, daher sollten Sie am Abend über ein ausgiebiges, möglichst kalorienreiches Mittagessen nachdenken. Kombinieren Sie ein paar Gläser Alkohol dazu. Überall laufen Nachrichtensendungen! Sie wechseln für zwei Stunden zur Videokonsole oder zum PC-Spiel (siehe auch 15 Uhr).

22 Uhr: Der Kühlschrankinhalt ist restlos verputzt. Sie müssen einkaufen. Der Rewe-Lieferservice ist keine Option mehr, da Sie nicht daran gedacht haben, nachmittags eine Bestellung aufzugeben. Ein Erfolgserlebnis, denn das Denken stellt sich tatsächlich schon nach kürzester Zeit ein. Für den Weg zum Supermarkt einige Vorschläge für das Einkleiden, frei nach dem Oblomow-Klischee: Jogginganzug, vielleicht sogar noch mit Aufschrift in Strass-Steinchen und möglichst aus 100 % Polyester, das fördert die Geruchsintensivierung körpereigener Duftstoffe. Darunter ein weißes Unterhemd und Goldkettchen, ihr Brusthaar sollte sichtbar an den äußeren Rändern, leicht gelblich verfärbt vom Schweiß, hervorsprießen. Alternativ ein T-Shirt mit einem cleveren Aufdruck, wie wäre es mit: Kein Gott, kein Staat, Wurstsalat? (Selbstverständlich sind unsere Vorschläge für beide Geschlechter umsetzbar). Ein Glück ist so spät abends im Supermarkt nichts mehr los und die Dame an der Kasse bleibt ihr einziger echter sozialer Kontakt am heutigen Tag.

23 bis 7 Uhr: Jetzt haben Sie die Qual der Wahl: Wählen Sie aus dem TV-Programm oder anderen digitalen Optionen und schlagen Sie sich die Nacht um die Ohren! Fast meditativ sind Verkaufssendungen oder AstroTV. Vergessen Sie den Mitternachtssnack nicht (Sahnetorte?). Und wenn Sie nachmittags noch nicht angefangen haben, dann fangen Sie bitte spätestens jetzt mit dem Trinken an: Bier, Wein, am schnellsten geht's mit Schnaps oder Likör. (Wilhelm Busch: „Wer Sorgen hat, hat auch Likör."). Falls Sie im Supermarkt den Alkohol vergessen haben (ein weiteres Erfolgserlebnis), kehren Sie in der Kneipe ums Eck ein – aber bitte bleiben Sie allein an der Theke sitzen. Kontakt zu anderen sollte stets umgangen werden! Wenn Sie es nicht mehr ins Bett schaffen, können Sie auch einfach die Couch für Ihren Schönheitsschlaf nehmen. Dann brauchen Sie sich am nächsten Morgen gar nicht mehr wegbewegen! Stellen Sie sicher, dass Sie für nächtliche Heißhungerattacken gewappnet sind: Sorgen Sie mit ein, zwei Tafeln Schokolade sowie Cola und Limo vor (Abb. 2).

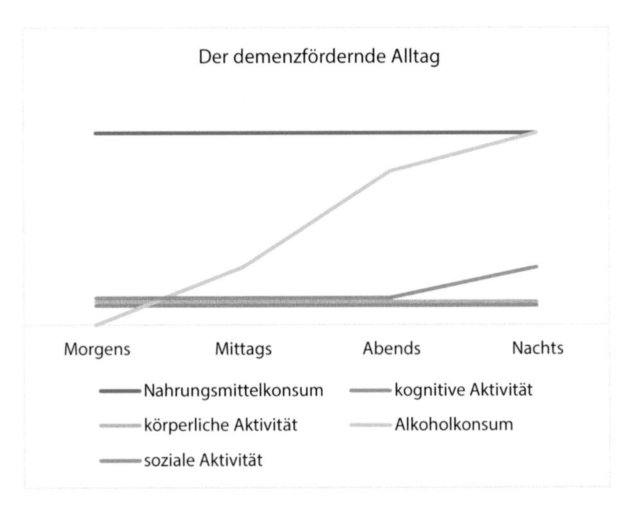

Abb. 2 Ein Vorschlag: ununterbrochen essen, den Alkoholkonsum sukzessive steigern, die körperliche und kognitive Aktivität auf einem sehr niedrigen Niveau konstant halten, das gilt auch für die soziale Aktivität, die zur fortgeschrittenen Stunde vielleicht etwas angehoben werden kann

KURZ UND KNACKIG – AUF EINEN BLICK

1. Schul- und Ausbildung stellen eine wichtige Säule im Rahmen der Demenzprävention dar und sind eine wichtige Grundlage für die Entwicklung einer möglichst großen kognitiven Reserve über die Lebensspanne.
2. Geistige Aktivität kann unterschiedliche Formen im Leben eines Menschen annehmen und sollte entsprechend der individuellen Interessen ausgewählt werden. Wichtig ist: Suchen Sie sich Aktivitäten, die Sie auf Trapp halten, die Sie immer wieder vor neue Herausforderungen stellen und die Ihnen Spaß bereiten.
3. Kognitives Training ist eine Option, um die geistige Leistungsfähigkeit strukturiert zu stimulieren. Es gibt Papier- und Bleistift-Übungen und aktivierende Spiele, die einzeln oder in einer Kleingruppe durchgeführt werden können. Für das Eigentraining eignen sich auch digitale Tools auf dem PC, Tablet oder Smartphone. Achten Sie bei der Auswahl auf „gute" Programme, deren Entwicklung wissenschaftlich begleitet worden ist.

Literatur

Christodoulou M (2012) Locked up and at risk of dementia. Lancet Neurol 11(9):750–751. https://doi.org/10.1016/s1474-4422(12)70195-3

Deckers K, Cadar D, van Boxtel MPJ et al (2019) Modifiable risk factors explain socioeconomic inequalities in Dementia risk: evidence from a population-based prospective Cohort study. J Alzheimers Dis 71(2):549–557. https://doi.org/10.3233/jad-190541

Dekhtyar S, Wang HX, Fratiglioni L et al (2016) Childhood school performance, education and occupational complexity: a life-course study of dementia in the Kungsholmen Project. Int J Epidemiol 45(4):1207–1215. https://doi.org/10.1093/ije/dyw008

Fancourt D, Steptoe A (2019) Television viewing and cognitive decline in older age: findings from the english longitudinal study of ageing. Sci Rep 9(1):2851. https://doi.org/10.1038/s41598-019-39354-4

Gates NJ, Rutjes AW, Di Nisio M et al (2019) Computerised cognitive training for maintaining cognitive function in cognitively healthy people in late life. Cochrane Database Syst Rev 3(3):CD012277. https://doi.org/10.1002/14651858.cd012277.pub2

Green CS (2014) The perceptual and cognitive effects of action video game experience. In: Blumberg FC, Blumberg F (Hrsg) Learning by playing: video gaming in education. Oxford University Press, New York, S 29–41

Hill NTM, Mowszowski L, Naismith SL et al (2017) Computerized cognitive training in older adults with mild cognitive impairment or Dementia: a systematic review and meta-analysis. Am J Psychiatry 174(4):239–340. https://doi.org/10.1176/appi.ajp.2016.16030360

Klimova B (2018) Learning a foreign language: a review on recent findings about its effect on the enhancement of cognitive functions among healthy older individuals. Front Hum Neurosci 12:305. https://doi.org/10.3389/fnhum.2018.00305

Lampit A, Hallock H, Valenzuela M (2014) Computerized cognitive training in cognitively healthy older adults: a systematic review and meta-analysis of effect modifiers. PLoS Med 11(11):e1001756. https://doi.org/10.1371/journal.pmed.1001756

Livingston G, Sommerlad A, Orgeta V et al (2017) Dementia prevention, intervention, and care. Lancet 390(10113):2673–2734. https://doi.org/10.1016/s0140-6736(17)31363-6

Robine J-M, Forette B, Franceschi C et al (1999) The paradoxes of longevity. Springer, Berlin

11

Sport ist Mord? Nein! Was Bewegung bewirkt

Josef Kessler

Nach dem ersten Newton'schen Gesetz ist Trägheit die Eigenschaft eines jeden Körpers, sich aufgrund seiner Masse einer Beschleunigung entgegenzusetzen.

Die Körper wären nicht schön, wenn sie sich nicht bewegten.

Johannes Kepler (1571–1630)

Inhaltsverzeichnis

Jeder Sport hat wahrscheinlich mit Bewegung zu tun, aber nicht jede Bewegung ist Sport. Wenn Sie ambitionierter Treppensteiger sind, Rolltreppenverachter und das zu Fuß erledigen, was man zu Fuß erledigen kann, und tragen, was es zu tragen gibt, sind Sie dann Sportler? Die meisten würden sagen: Nein! Also was ist ein Sportler? Ein erster Gedanke und vielleicht eine Annäherung an eine Definition: Sport ist scheinbar nutzlose Bewegung, bei der der Puls etwas nach oben geht. Da werden keine Bäume gefällt, kein Acker gerodet und keine Botengänge erledigt. Stattdessen wird in einem Oval gesprintet, um möglichst schnell wieder dahin zu kommen,

J. Kessler et al., *Der andere Anti-Demenz-Ratgeber*,
https://doi.org/10.1007/978-3-662-60606-3_11

wo man gestartet ist, kleine Bälle werden präzise mit einer ungeheuren Wucht unerreichbar für den Gegner über ein Netz geschlagen oder ein etwas größerer Ball wird in ein gegnerisches Tor versenkt. Damit wären wir beim Fußball.

Der Sport im Wandel: Von Schützenvereinen hin zu Pilates und Co.

Früher haben Männer Fußball gespielt, manche Handball und die Frauen waren im Turnverein organisiert. Martin Walser, ein hochbetagter, in die Jahre gekommener Schriftsteller vom Bodensee: „Sinnloser als Fußball ist nur noch eins: Nachdenken über Fußball". Das ist polemisch, also schnell weiter. Die Schützenvereine (wenn es nicht gerade Bogenschießen war) wurden weniger mit Körperertüchtigung assoziiert, da häufig zwecks Leistungsoptimierung „Zielwasser", eigentlich ein Doping, flankierend eingenommen wurde. Das war kein Bier, das war Schnaps. Es würde den Tremor beim Schießen senken, hieß es. Prost, Prost, Kamerad, wir wollen einen heben! Sportschießen mit Kleinkaliber, Kleinfeuerwaffen, wurde erst später olympische Disziplin. Frauen frönen diesen Sportarten weniger.

Beliebt waren auch Wandervereine (Das Wandern ist des Müllers Lust), bei denen gelegentlich gesungen wurde (Im Frühtau zu Berge wir ziehen, fallera), oder das Singen wurde in Chören gepflegt. Wanderurlaube waren nur etwas für Rentner. Vereinzelt wurde geangelt, allmählich kam das Skifahren auf und noch etwas später der Skilanglauf.

Heute: Pilates, Bauch-Beine-Po, Aqua-Zumba, Body Pump, Faszien- und Ziegen-Yoga, Jumping Fitness, Headis und Junglefit-Training. Es gibt auch EMS (Elektrische Muskel Stimulation). Da kommt der Muskelzuwachs aus der Steckdose. 20 min pro Woche sollen reichen, also etwas für Manager und Entscheidungsträger. Bodybuilding war einmal beliebt. Bitte an Mr. Universum denken. Und das Ganze wurde mit einem Protein Shake heruntergespült. Body Enhancement auf der Schwelle zum Doping. Die besten Zeiten dafür sind allerdings schon allein deswegen vorbei, weil damit dysfunktionale Körper gebaut werden.

Tiere machen wahrscheinlich keinen Sport und am wenigsten Schachsport.

Die Sportkleidung war aus Baumwolle, die Wanderschuhe waren derb und vor übermäßiger Sonneneinstrahlung schützten Filzhüte (gerne mit Federn vom Wiedehopf oder mit einem Gamsbart). Die Hemden von Männern und Frauen waren so kariert wie die Vorhänge der Almhütten. Der Wanderstock war ein gerader Ast mit einer Metallspitze und mit Schnitzereien verziert, und oft wurden auch blecherne Wappen – sogenannte Stocknagel – verwendet, die darauf hinwiesen, wo die Besitzer schon überall waren.

Alle sahen gleich aus.

Atmungsaktives und schweißabsorbierendes Gewebe sollte erst später kommen und anfangs war nicht klar, dass das auch die Geburt einer Industrie war, die Hemdchen, Leibchen, Schuhe in allen Farben, Textilien für jedes Land und jeden Körper produzieren sollte. Die Herstellung fand/findet in der Regel in der Dritten Welt durch Kinderarbeit statt. Das war wohl die Zeit, als der Satz geprägt wurde: „Es gibt kein schlechtes Wetter, sondern nur falsche Kleidung."

Die Autoren sind sich nicht ganz klar, ob bestimmte sportliche Aktivitäten eine bestimmte Kleidung erfordern oder ob man zu bestimmten Kleidern eine bestimmte Sportart erfinden müsste.

In den 1970er Jahren trat der Trimmy in Erscheinung. Ein kleines Männchen mit großem Kopf, dünnen Ärmchen und etwas klobigen Turnschuhen, deren Schnürsenkel wie Schmetterlinge abstanden. Der Daumen der rechten Hand war hochgereckt, ansonsten ein weißes ärmelloses Leibchen und eine Turnhose. Er lächelte und er war ein Botschafter für den Deutschen Sport. Eine Frau dazu gab es nicht. Er war asexuell. Fast jede Sportart modifizierte und beanspruchte den kleinen Kerl für sich.

Zuerst hieß es „Trimm dich durch Sport" (bis 1974), dann „Ein Schlauer trimmt die Ausdauer" (bis 1978), es folgte „Spiele mit – da spielt sich was ab" (bis 1982) und jetzt sind wir beim Thema „Trimming 130 – Bewegung ist die beste Medizin" (Wer den Puls zuverlässig bei sich messen kann, soll sich melden). Heute machen das kleine Maschinen am Handgelenk, die auch noch den Kalorienverbrauch, das EKG, die Schritte, die Schlafzyklen und gegebenenfalls die Fruchtbarkeit anzeigen. Sie heißen Wearables.

Es gab Trimm-dich-Wellen und auch Trimm-dich-Pfade, und Vereine öffneten sich für den Breiten- und Freizeitsport. Die Sportgeräte bei den Trimm-dich-Pfaden waren aus Holz und Eisen, die Strecke war ungefähr 3–4 km lang und die Übungen konnte man auch zum paramilitärischen Drill verwenden: Klimmzüge, Liegestütze, Rumpfbeugen, Bockspringen, Dauerlauf oder auf dem Balken balancieren.

Heute, wenn es sie denn noch gibt, sind die Geräte moosbewachsen, verrostet und Mahnmale vergangener Zeiten. Es waren – ähnlich wie beim Schulsport – auch Stätten des Leidens und der Demütigung. Wenn überhaupt, wurden die Liegestütze schlecht ausgeführt und Klimmzüge konnte keiner. Ganzkörpertraining im Wald gibt es immer noch. Da werden Bäume, liegende Baumstämme und Äste oder Felsen benutzt und um die Baumstämme gehüpft oder die Äste gehoben und wieder gesenkt und die Felsen weit geschleudert.

Aber immerhin, nach der Fresswelle und der Urlaubswelle hat sich Deutschland bewegt.

Heute sind die Geräte kreisförmig angelegt, aus Edelstahl, und heißen Sportpark oder Sport-Parkour. Trimm-Dich 2.0 eben.

In den 1980er Jahren gab es ein von Jane Fonda initiiertes und optimal vermarktetes Work-out-Programm genannt Aerobics. Unlängst versuchte Michelle Obama mit ihrem Lets-Move-Programm der Fettleibigkeit der US-Kinder zu Leibe zu gehen. Das wäre auch was für Europa, weiß man doch, dass die Kinder am Mittelmeer trotz der vielfach zitierten Mittelmeerdiät immer dicker werden (Ein scheinbar unzusammenhängender Exkurs: Warum heißt eigentlich Rittersport Rittersport?).

In den 1980er Jahren kamen auch vermehrt Fitnessstudios auf. Sie hatten viele Vorläufer und hießen zum Teil auch Muckibuden. Keine Frau von Welt hätte ein solches Etablissement betreten. Jetzt sind es chromglänzende Paläste, mit Individualcoaches und zum Teil horrenden Mitgliedsbeiträgen. Weil man bei einem Zweijahresabschluss mit einem Preisnachlass geködert wird, schließt man auch gleich für 2 Jahre ab. Spätestens nach 10 Mal Training ist Schluss. Dieses Geschäftsmodell fußt auf dem schlechten Gewissen ihrer Klientel, die wohl meinen, dass man mit einem solchen Vertragsabschluss schon genug für seine Gesundheit getan hat. Die Preise sind mittlerweile gefallen. Heute können sich Studenten schon für 15 € im Monat, 24 h, 7 Tage in der Woche auspowern. Neue Wörter wurden in die Umgangssprache integriert: Beincurler, Dipsmaschine, Beckextension, Lat-Zug, Beinpressen (nichts Gynäkologisches!). Die Liste ist lang; flankierend dazu entstand eine Ernährungsindustrie, die vor allem Proteine in allen Zusammensetzungen anbot und nichts Geringeres versprach, als dass die Muskelmasse innerhalb einer Woche explodiert.

Das kostet.

Mittlerweile kann man über das Netz trainieren und auch Wettkämpfe austragen.

Etwas irritierend ist, dass Franz Kafka, ein Schriftsteller von Weltliteratur, nach der Methode „Mein System" des Dänen Müller ungefähr ab 1910 regelmäßig Turn- und Atemübungen nach dieser Anleitung durchführte, und allabendlich „müllerte". Damals hieß das Work-out noch Leibesübung oder Körperertüchtigung.

„Sport ist Mord. No sports." Das soll Winston Churchill gesagt haben, er, der 91 Jahre alt wurde, herzkrank war, atherosklerotisch und depressiv. Er trank sehr viel Whiskey und nahm gelegentlich an Fuchsjagden teil. Das eben erwähnte Zitat soll aber nicht 100 % authentisch sein.

Für die, die gerne Floskeln mögen, noch vier:

„Sport und Turnen füllt Gräber und Urnen."

„No pain no gain."

„Glück und Nas' wie leicht bricht das" (Boxer Sprichwort)

Turnvater Friedrich Ludwig Jahn soll gesagt haben: „Frisch, fromm, fröhlich, frei". Im Original: „Frisch, frei, froh, fröhlich aus dem Lied 'Got geb en einen güten morgen'". Das sollte man einmal bei einem Marathon-Zieleinlauf beherzigen (ursprüngliches Zitat).

Die Segnungen extensiven Sportes kann man auch anschauen, wenn man alte Fußballnationalspieler auf einem Haufen sieht. Fußball – gleich vorweg – macht zweierlei: Aus retrospektiven Studien weiß man, dass die Mortalität für neurodegenerative Erkrankungen zunimmt, aber die Mortalität für Herzkrankheiten und Lungenkrebs abnimmt.

Da wir uns aber im Kontext der Demenzprävention – respektive der Demenz-Akzeleration – bewegen, stellen sich einige Fragen, die wir aus didaktischen Gründen gleich beantworten:

1) Welchen Sport soll ich betreiben und damit zusammenhängend, wie viel davon?
   Mach, was du willst (Anything goes!; Paul Feyarabend). Es schadet dir nicht, in der Gruppe Sport zu machen, das ist kurzweiliger. 150 min in der Woche wären schon gut.
2) Wann soll ich damit anfangen?
   Über die ganze Lebensspanne hinweg. Irgendwas geht immer.
3) Gibt es gleichsam ein Bewegungskonto, das ich in jungen Jahren anlegen kann, und von dessen Zinsen und Zinseszinsen ich hochbetragt noch zehren kann?
   Ja. Aber um in der Sprache der Banker zu bleiben: Sicher mehr als von den Zinsen auf einem Girokonto.
4) Warum ist Sport eigentlich für das zentrale Nervensystem (ZNS) von Nutzen, beziehungsweise das Unterlassen destruktiv?
   Transmitter, Durchblutung, Neurogenese etc. und sicher auch noch mehr, was wir erst später erfahren werden.
5) Gibt es Sportarten, die die Häufigkeit einer bestimmten Demenzart senken?
   Wahrscheinlich nicht (siehe aber Skilanglauf).

Man hört es landauf und landab: „Mens sana in corpore sano". Das heißt aber vollständig nach Juvenal zitiert: „Orandom es tut sit mens sana in corpore sano". Und das bedeutet: „Man sollte darum beten, dass ein gesunder Geist in einem gesunden Körper stecke." Beten dürfte zu wenig sein, aber ein gesunder Geist sollte es schon sein. Also keine Demenz, und kein Schwächeln im Alter!

Es hat sich einiges geändert. Vor Jahrzehnten galten dicke Menschen als reich und gesund, heute gelten sie als arm und nicht sehr gesund. Es sind Menschen, die sich sehr wenig bewegen, rauchen und sehr viele Kinder haben, die auch wieder dick sind und wieder rauchen. Subventioniert wird das Ganze vom Staat. Das ist ein nicht ausrottbares Vorurteil.

Gontscharow hat 1859 mit seinem „Oblomow", ein russischer Adeliger, ein literarisches Denkmal für das Nichtstun gesetzt. Oblomow wurde als unglaublich faul, träge und passiv beschrieben, eigentlich immer schläfrig und der Mittagsschlaf war der Höhepunkt seines Tages.

Franz Josef Degenhardt, ein Bänkelsänger vergangener Jahrzehnte, sang einst: „Und wer alt war, galt als weise, und wer dick war, galt als stark". Ja, so war das damals.

Nach einer Studie der Weltgesundheitsorganisation (WHO) von 2019 bewegen sich die Jugendlichen weltweit viel zu wenig. In Deutschland bewegen sich 80 % der Jungen und 86 % der Mädchen zwischen 11 und 17 Jahren weniger als eine Stunde am Tag. Nach einer anderen Studie können 86 % der Kinder und Jugendlichen nicht länger als eine Minute auf einem Bein stehen und 40 % keine Rumpfbeuge machen.

Fangen wir an:

Welche Sportart? Emil Zatopek, besser bekannt als die tschechische Lokomotive und Langstreckenläufer vom Armeesportclub Prag, sagte in den 1930er Jahren: „Vogel fliegt, Fisch schwimmt, Mensch läuft" und das am besten mit einem Traum im Herzen. („A runner must run, with dreams in his heart"). Und an anderer Stelle sagte er: „An athlete cannot run with money in his pockets".

Das waren noch Zeiten.

Der bekannteste Läufer der Antike – und da zeigt sich die ganze Ambivalenz des Laufens – war wohl Pheidippides, der in der Schlacht gegen die Perser 490 v. Chr. von Marathon bis Athen lief, um den Sieg über die Perser zu melden. Sein Zitat soll gewesen sein: „Freut euch, wir haben gesiegt!", und dann: Aus die Maus! Exitus. Bis heute ist nicht überliefert, ob er die Küstenstrecke oder die Hügelstrecke nach Athen präferierte.

Zatopek favorisierte also das Laufen, von dem die jüngste Spielart wohl „Nordic Walking“ ist. Es soll jetzt auch Wandern mit Eseln oder Alpakas geben – das entschleunigt. Und wer es gerne noch dazu ein bisschen spirituell mag, der kann den Jakobsweg gehen.

Manche benutzen keine Stöcke und bewegen stattdessen ihre Arme vor und zurück. Das machen überwiegend Frauen. Es sieht nicht gut aus. Wenn es um die Medaillen geht, sind die Menschen mit den dicken Oberschenkeln auf kurzen Rennstrecken die Sieger; beim Marathonlauf vermisst man sie im Zieleinlauf. Stattdessen dominiert hier der filigrane Körperbau von Läufern, die aus dem Ostafrikanischen Hochland stammen und ein Körpergewicht von etwa 50–60 kg haben. Einen Schwergewichtheber wird man nicht unter den Stabhochspringern finden, die „Geher“ mit dem eigenartigen Watschelgang sind nach der Kretschmer-Konstitutionstypologie eher dem leptosomen Formenkreis zuzuordnen.

Die körperliche Konstitution und Konfiguration schränken – zumindest im Spitzensport – die Wahlmöglichkeiten ein. Eine Ballerina mit einen Body-Mass-Index größer 30 ist nicht denkbar, aber es wäre höchste Zeit.

Der Body-Mass-Index (BMI) wird so berechnet: Körpergewicht in Kilogramm geteilt durch die Körpergröße in Meter im Quadrat. Wenn Sie 1,40 m groß sind und 100 kg wiegen, haben Sie einen BMI von 51 $\left(\frac{100\,\text{kg}}{1{,}40^2}\right)$.

Ja, es läuft. Läuft es? Es geht. Auch die Zeit vergeht. Das sind Metaphern, bei denen eine bestimmte Form der Bewegung andere Handlungen beschreibt. Evolutionär betrachtet sind Gehirne entstanden, um dadurch Mobilität zu ermöglichen. Jede Efferenz des Gehirns ist motorisch. Wir sind Lauftiere: Uns genetisch sehr nahestehende Verwandte (welche denn: Onkel, Tanten, Geschwister?), die Menschenaffen, sind keine Dauerläufer. Sie klettern in den Bäumen und legen vielleicht 100 m am Tag zurück. Sonst wird gepennt, gefressen oder fortgepflanzt. Koalas sind diesbezüglich noch träger, also „ein Lob der Faulheit“, wie es Gotthold Ephraim Lessing in einem Gedicht aus dem 18. Jahrhundert beschrieb:

„Dass ich dich nicht singen kann; Du hinderst mich ja daran.“

Bertrand Russel schrieb 1932 ein Essay mit demselben Titel dazu. Hermann Hesse nannte dies 1928 die Kunst des Müßiggangs.

Aber die sechste der sieben Todsünden nennt man Trägheit/Faulheit. Und später heißt es, wohl durch die christliche Ethik geprägt, Müßiggang ist aller Laster Anfang.

Sport und Gesundheit

Die Ganggeschwindigkeit ist nicht unerheblich für unser Fortleben. How fast does the Grim Reaper walk? (Stanaway et al. 2011). „Grim Reaper" heißt frei übersetzt: Der Sensenmann, also der Tod. Eine Untersuchung mit australischen Männern, die alle über 70 Jahre alt waren (N = 1.511), zeigte, dass, wenn sie 0,88 m pro Sekunde als Grundtempo zurücklegten, das Sterberisiko deutlich höher war, als wenn sie 1,36 m pro Sekunde liefen. Erstere Geschwindigkeit entspricht ungefähr 3,2 km pro Stunde. Letztere 5 km pro Stunde.

Also einen Gang hochschalten. Die 10.000 Schritte, die immer wieder propagiert werden, sind empirisch nicht abgesichert. Manche meinen, es wäre eine PR-Maßnahme einer japanischen Firma in den 1960er Jahren gewesen, manche meinen auch, dass 7.500 Schritte ausreichen würden, aber letztlich würde es auf die Intensität der Bewegung ankommen.

Sich etwas bewegen, soll auch das Denken anregen. So heißt es, dass Aristoteles in seiner Athener Akademie denkend und redend in einem Peripatos, einem Wandelgang, mit seinen Schülern auf- und abgeschritten sei. Wahrscheinlich gemächlich (weniger als 0,88 m pro Sekunde?). Einen joggenden Aristoteles will man sich nicht vorstellen. Betrachtet man den Aristotelischen Output ist das Gehen dem Denken wohl sehr zuträglich.

Es fällt überhaupt sehr schwer, sich die griechischen Philosophen beim Sport vorzustellen. Platon beim Zumba, Sokrates beim Hochsprung und Pythagoras beim Tennis. Das ist dann ein etwas anderer Blick auf die Denker (Abb. 1).

Anders Platon, der die „Vita contemplativa", die Beschaulichkeit, die Muße als edelste Daseinsform beschrieb und den Körper das Grab der Seele nannte. Die „Vita activa" wurde von den Sklaven und Bauern ausgeübt. Jemand muss ja arbeiten, die Häuser bauen, den Acker bestellen und das Vieh züchten.

Viel später schreibt Karl Marx in „Die deutsche Ideologie" heute dies, morgen jenes zu tun, morgens zu jagen, nachmittags zu fischen, abends Viehzucht zu treiben, nach dem Essen zu kritisieren, wie man gerade Lust habe. Das ist sein Ideal von Kommunismus, also eine Kombination von „Vita contemplativa" und „Vita activa".

Sexualität ist auch Bewegung. Sie ist gleichzusetzen mit einer leichten bis moderaten körperlichen Aktivität und entspricht etwa 3–5 MET (Metabolische Äquivalente), was als Maß für den Energieverbrauch gilt. Ein MET beschreibt den Stoffwechselumsatz bezogen auf den Ruheumsatz im Verhält-

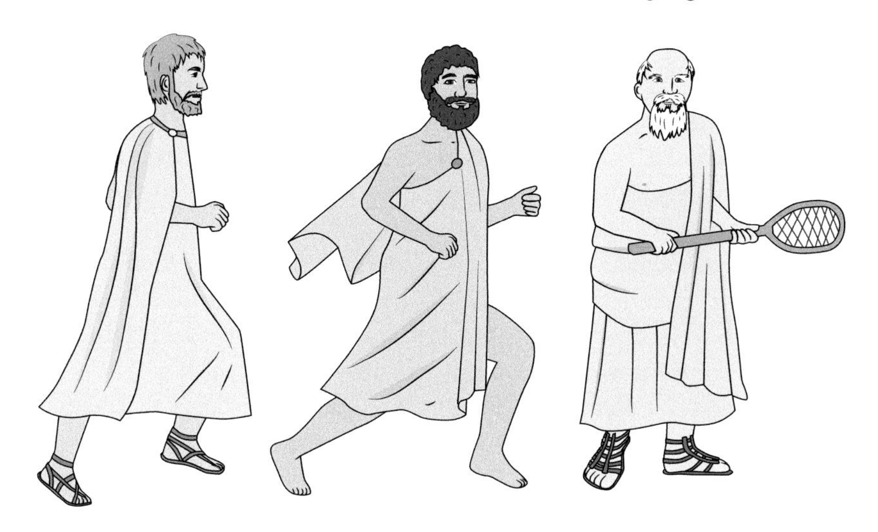

Abb. 1 Etwas ungewohnt sind unsere Philosophen bei sportlichen Aktivitäten. Aristoteles joggt und Sokrates spielt Tennis

nis zu seinem Körpergewicht. Ein MET entspricht dem Energieverbrauch von einer Kilokalorie je Kilogramm Körpergewicht pro Stunde. Anstrengend sind etwa 6 MET.

Der Kalorienverbrauch bei heterosexuellen Pärchen (im Mittel: 22,6 Jahre) beträgt bei Männern durchschnittlich 101 kcal pro Geschlechtsverkehr (oder 4,2 kcal pro Minute) und durchschnittlich 69,1 kcal pro „sexual intercourse" bei Frauen (oder 3,1 kcal pro Minute). Beide Geschlechter gemeinsam haben im Durchschnitt einen Verbrauch von 85 kcal bei moderater Intensität (Frappier et al. 2013). Das ist viel zu wenig bekannt.

Sexualität ist natürlich nicht nur körperliche Bewegung, sie ist schwierig zu definieren und fast nicht zu messen. Mögliche physiologische Korrelate, wie Testosteronumsatz oder die Oxytocinmenge (das Kuschelhormon), mögen das Gehirn beeinflussen. Vielleicht ist auch der Dopamingehalt relevant. Vielleicht sind auch endokrine Faktoren wirksam, die die adulte Neurogenese stimulieren können. Jedenfalls ist bei älteren Ratten nachgewiesen, dass die sexuelle Aktivität die hippocampale Neurogenese ankurbelt (Allen 2018).

Sexualität macht auch etwas mit unserer Kognition, sexuell aktive Männer und Frauen im höheren Alter können schneller Zahlen verarbeiten und haben ein besseres Gedächtnis. Sie sind gebildeter, körperlich aktiver, weniger einsam und haben eine höhere Lebensqualität (Wright und Jenks 2016). Eine systematische Literatursuche zeigte, dass ältere Menschen, die nicht dement sind und weiterhin sexuell aktiv sind, bessere kognitive

Leistungen zeigen (Hartmans et al. 2014). Kognitiver Abbau und ein demenzielles Geschehen scheinen mit einer herabgesetzten sexuellen Aktivität einherzugehen. Sexualität (in welchem Alter, mit welcher Frequenz und mit welcher Wucht?) scheint also ein möglicher Prädiktor, wenn auch ein schwacher, für kognitiven Abbau im Alter zu sein.

Nach all dieser Weitschweifigkeit nun endlich zum Thema:

Wir gehen alle davon aus, dass Sport der Königsweg zur Gesundheit ist, Sport soll vor Herz-Kreislauf-Erkrankungen schützen, Muskeln aufbauen und glücklich machen. Verhindert oder verzögert er aber auch den Beginn von Demenzen? Und was ist, wenn wir nichts tun?

Eine unlängst veröffentlichte Metaanalyse von Kivimäki et al. (2019), bei der die Resultate von 404.840 Menschen ausgewertet wurden, kam zu dem Ergebnis, dass der Status von Bewegungsarmut als Risikofaktor zur Demenzentstehung noch nicht geklärt ist. Ob Inaktivität das Demenzrisiko erhöht oder senkt, ist nicht klar. Augenscheinlich ist, dass sie das Risiko erhöht, an Diabetes oder Herzerkrankungen zu leiden, und ebenso das eines Schlaganfalls.

Was weiß man sonst noch:

Ist man schon an einer Demenz erkrankt, so helfen multimodal durchgeführte Übungen für ungefähr 60 min am Tag etwa zwei-/dreimal die Woche, um körperlich fitter zu werden. Das betrifft vor allem die Funktionsbereiche Stärke, Gleichgewicht, Mobilität und Ausdauer (Lam et al. 2018). Auch Groot et al. (2016) kamen zu dem Ergebnis, dass körperliche Aktivität kognitive Funktionen bei Patienten mit Alzheimer und anderen Demenzen verbessert. Vor allem die Kombination aus aeroben und non-aeroben Training, aber auch das aerobe Training allein zeigt diese Effekte. Non-aerobe Aktivität zeigt diese Wirkung nicht.

Hauptsache, man tut das Richtige, die Häufigkeit scheint nicht so wichtig zu sein. An dieser Stelle zunächst ein kleiner statistischer Exkurs: Odds Ratio (OR) ist ein Quotenverhältnis und ein Assoziationsmaß, bei dem zwei Chancen verglichen werden (1: Chancen sind gleich; >1: Chancen sind in der ersten Gruppe größer; <1: Chancen sind in der ersten Gruppe kleiner). Beim Risk Ratio (RR) werden zwei Wahrscheinlichkeiten miteinander verglichen. Und das Hazard Ratio (HR) vergleicht Wahrscheinlichkeiten innerhalb eines bestimmten Zeitraumes.

Guure et al. (2017) kamen zu dem Ergebnis, dass intensive körperliche Bewegung vor allen Demenzformen schützt (OR = .79), aber insbesondere vor der Alzheimer Erkrankung (OR = .62) und bei vaskulären Demenzen weniger hilfreich ist. Die physisch Inaktiven hatten eine 41 % höhere allgemeine Demenz-Inzidenz (HR 1,4) und auch die spezifischen Inzidenzraten bei der Alzheimer Demenz waren vergleichbar (HR 1,36). Es zeigt sich aber auch bei dieser Gruppe der physisch Inaktiven ein erhöhtes Risiko für Diabetes (HR 1,42), koronare Herzerkrankungen (HR 1,24) und Schlaganfälle (HR 1,3). Die Demenzentwicklung war vor allem bei einer Subgruppe der Herzkranken besonders relevant. Diesen Ergebnissen widerspricht eine Metaanalyse mit fünf Studien mit insgesamt 2.878 Teilnehmern, die keinen präventiven Effekt hinsichtlich des Auftretens kognitiver Störungen zeigte (De Souto Barreto et al. 2018).

Eine andere aktuelle Metaanalyse mit 15 Studien und insgesamt 3.436 Teilnehmern zeigte hingegen, dass sich das Demenzrisiko um etwa 10 % reduziert, wenn man 500 kcal verbraucht oder 10 MET in der Woche. Zur Veranschaulichung: Ein Mensch mit einem Körpergewicht von 70 kg verbrennt in ungefähr 30 min beim Joggen etwa 200 kcal, beim Walken 140 kcal und beim Spazieren 120 kcal. Der Grundumsatz beim Menschen (also wenn er im Koma liegt) ist so etwa bei 1700 kcal am Tag. Blondell et al. (2014) kamen in einer Metaanalyse zum Schluss, dass Menschen, die sich viel bewegen, im Gegensatz zu solchen, die sich wenig bewegen, ein geringeres Risiko haben, kognitiv abzubauen (RR = 0.65) oder an einer Demenz zu erkranken (RR = 0.86). Nach Bereinigung der Daten kamen sie zu dem Ergebnis, dass aktive Menschen eine etwa 18 % Reduktion haben, an einer Demenz zu erkranken (RR = 0.82).

Zusammengefasst in acht Studien mit 25.031 Teilnehmern zeigt physische Aktivität eine Risikoreduktion der Alzheimer Erkrankung von 13 % (Santos-Lozano et al. 2016). Ebenso stellen Santos-Lozano und Kollegen (2016) fest, dass physisch aktive Personen im Vergleich zu inaktiven Personen ein durchschnittliches Alzheimer-Risiko von 0,65 aufweisen. Konsistent dazu fanden Guure et al. (2017) bei einer Zusammenfassung von 45 Studien mit insgesamt 117.410 Teilnehmenden und einem Beobachtungszeitraum von bis zu 28 Jahren bei physisch aktiven Menschen im Vergleich zu Menschen mit geringer physischer Aktivität ein relatives Risiko von 0,79 für eine spätere Demenz. Dieser Vorteil physischer Aktivität stellt sich laut den Autoren mit 0,62 am stärksten bei der Alzheimer Erkrankung dar und ist am geringsten für vaskuläre Demenzen (Risiko von 0,92 bei physischer Aktivität). Auch in einer anderen Metaanalyse über 16.797 Personen und vier Studien konnten Guure et al. (2017) keinen präventiven Effekt auf vaskuläre Demenzerkrankungen feststellen.

Tanzen als eine multimodale Aktivität fordert komplexe motorische Fertigkeiten, sensomotorische Integration und kognitive Leistungen. Neben diesen Aspekten gibt es natürlich noch emotionale und soziale Komponenten, sodass in der Gesamtschau Tanzen zur Prävention und Intervention bestens geeignet ist. Es hat sich gezeigt, dass Tanz bei Dementen einen positiven Effekt auf das Balancieren, zur Sturzprophylaxe und zur Verbesserung der Lebensqualität hat. Tanzen soll auch das Gedächtnis, das Denken und den sozialen Kontakten förderlich sein (für einen Überblick Mabire et al. 2019).

In der New York Times vom April 2020 war ein Artikel mit der Überschrift: „The 4-s Workout" („Das 4-Sekunden Workout") zu lesen. Dort wird eine Studie von Wissenschaftlern der University of Texas zitiert, die meinen, dass man mit 4 Sek. intensiver Anstrengung mehrmals am Tag ganz erstaunliche Gesundheitseffekte haben sollte.

Was weiß man sonst noch:

- Prospektive Kohortenstudien zeigen, dass das Risiko eines Schlaganfalls um ein Fünftel bis ein Viertel, das eines kognitiven Abbaus um ein Fünftel bis ein Drittel und das einer späteren Parkinson Erkrankung um ein Drittel durch regelmäßige Aktivität und Sport reduziert wird (Reimers 2019).
- Langlauf: Bei Teilnehmern eines populären Skilanglaufmarathons in Schweden, dem Vasaoppet, der 90 km lang und in Schweden fast ein Nationalfeiertag ist, zeigt sich, dass Teilnehmer 2 Jahrzehnte später etwa zu 50 % weniger an einer vaskulären Demenz litten. Die Rate der Alzheimer Erkrankten jedoch war nicht reduziert. Es wird vermutet, dass die molekularen Prozesse, die zu einer Alzheimer Demenz führen, wie die Akkumulation von Amyloid-Proteinen, nicht beeinflusst werden (Lundt University 2019).
- Mit Sport können Sie eigentlich immer anfangen, auch wenn Sie lange Zeit eigentlich nichts oder nur wenig gemacht haben. Zwei Jahre Ausdauertraining, nicht aber Dehnübungen oder Balancieren führt nachdrücklich dazu, dass die Sauerstoffaufnahme maximiert wird und die „Cardiac stiffness" reduziert wird. Nicht nur das Gehirn ist plastisch und formbar, sondern auch das Herz (Howden et al. 2018).
- Studien beim schwedischen Militär zeigten, dass die körperliche Fitness mit 18 Jahren auch die kognitive Leistungsfähigkeit im Alter vorhersagte (Åberg et al. 2009).
- Andel et al. (2008) demonstrierten, dass Sport in früheren Jahren auch 30 Jahre später noch einen Nutzen für Kognition und Gesundheit hatte.
- Wie nimmt man am besten ab? Man kann das mit High Intensity Interval Training (HIIT; Herzrate um 80 % erhöht) oder mit einem Moderate-Intensity Continous-Training (MOD; Herzrate um 55–70 % erhöht) erreichen. Abnehmen tut man bei beiden, aber bei HIIT gibt es einen Gewichtsverlust von 28,5 % (Viana et al. 2019).

Was bewirkt Sport eigentlich im zentralen Nervensystem? Sport als neurologische Apotheke? In der nachfolgenden Abbildung (Zimmer et al. 2015) ist das schön zusammengefasst (Abb. 2).

Sport soll unmittelbar und mittelbar die kognitiven Fähigkeiten steigern und auch einen neuroprotektiven Effekt haben. Aber was sind die zugrunde liegenden Mechanismen?

Es kommt zu einem gesteigerten BDNF-Spiegel (Brain Derived Neurotrophic Factor), der im adulten Gehirn vor allem in der hippocampalen Region, die mit dem Gedächtnis assoziiert ist, erhöht wird. Er soll auch stimmungsaufhellend wirken. Dann gibt es noch den VEGF (Vascular Endothelial Growths Factor), der als Gefäßwachstumsfaktor gilt. Er wird auch als kognitiver Enhancer beschrieben, soll die Neurogenese stimulieren und die synaptische Plastizität verbessern. Mit dem EGF1 (Epidermal Growth Factor), der strukturell mit dem Insulin verwandt ist, wird ein

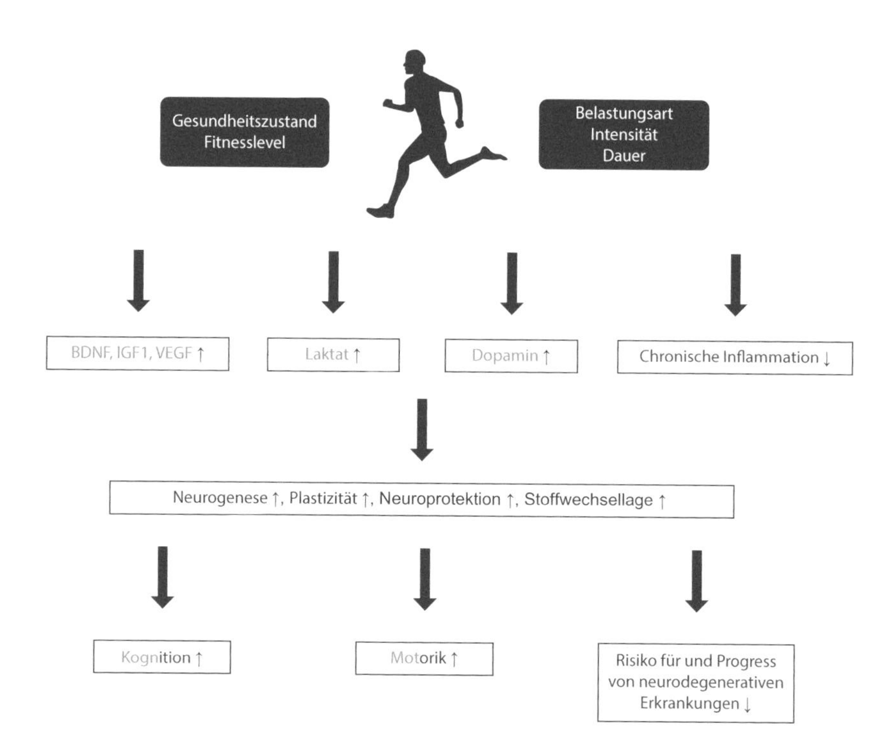

Abb. 2 Sportliche Aktivität führt zu substanziellen Änderungen im Zentralnervensystem, die sich in Form von Neurogenese, Neuroplastizität und Neuroprotektion äußert, was wiederum zu einer Verbesserung motorischer und kognitiver Leistungen führt. (Aus Zimmer et al. 2015; mit freundlicher Genehmigung von © Deutsche Zeitschrift für Sportmedizin (DZSM)/Verein zur Förderung der Sportmedizin 2015. All Rights Reserved)

weiterer Wachstumsfaktor aufgeführt, dessen Expression durch körperliche Aktivität gesteigert wird, auch die Neurogenese stimulieren soll und in seiner Produktionsrate auch belastungs- und modalitätsabhängig ist. Es kommt also zur Neubildung von Neuronen, Spins und Blutgefäßen im Gehirn. Zimmer et al. (2015) kommen in ihrer Zusammenfassung zu dem Ergebnis, dass die drei Wachstumsfaktoren durch Sport beeinflusst werden und dass damit einhergehend die Neurogenese in der Hippocampus-Formation gesteigert wird. Eine Gehirnstruktur, die eng mit Gedächtnisleistung assoziiert wird.

Die Dopaminverfügbarkeit wird durch Sport erhöht, Dopaminmangel ist engstens mit der Parkinson Erkrankung verknüpft. Dopamin wird in den Neuronen der Substantia nigra produziert und möglicherweise durch Sport langsamer im synaptischen Spalt abgebaut und so dessen Verfügbarkeit im Gehirn erhöht. Menschen mit zu viel Dopamin neigen zu Exzessen. Die mit zu wenig werden eher apathisch. Dopamin soll das Glückshormon sein, es kann einen Motivationsschub geben und die Tätigkeit des präfrontalen Kortex modulieren, der für exekutive Funktionen, die Handlungsplanung und Überwachung zuständig ist.

Laktat wird auch im Gehirn zur Energiegewinnung genutzt und soll auch neuroprotektiv bei bestimmten Erkrankungen sein. Bei verstärkter körperlicher Aktivität kommt es zu einer Laktaterhöhung. Die Wirkung auf kognitive Leistungen ist noch unklar, jedenfalls kann es Hirnfunktionen aufrechterhalten, wenn Glukose nicht mehr ausreichend vorhanden ist.

Ebenso wird die antiinflammatorische Wirkweise von Sport im Kontext der Pathogenese von neurodegenerativen Erkrankungen diskutiert. Ob sie den Geist beflügelt, ist bis dato noch unklar. Was macht Sport noch? Die kognitive Reserve – unser Potenzial zum Denken – wird durch die bessere Hirndurchblutung erweitert. Kardiovaskuläre Fitness schützt das Gehirn. Sport reduziert den Stress. Physisch aktive Menschen sollen auch ein größeres Gehirnvolumen haben.

Die Weltgesundheitsorganisation (WHO) hat 2010 Empfehlungen ausgesprochen, wie viel Sport für über 65-Jährige gut sein soll (The sixty-something oder wer einen Scheinanglizismus mag: die Best Ager):

- Sie sollen mindestens 150 min moderat anstrengend aerobes Training in der Woche machen oder mindestens 75 min intensiveres Training. Es sind auch Kombinationen dieser beiden Intensitäten möglich.
- Die aerobe Aktivität sollte mindestens in einem Block von 10 min ausgeführt werden.

- Einen zusätzlichen Gesundheitseffekt gibt es, wenn man die sportlichen Aktivitäten auf 300 min moderate oder 150 min intensive Aktivität ausdehnt. Auch hier sind Kombinationen denkbar.
- Um Stürze vorzubeugen, sollte man drei Mal in der Woche auch ein Balancetraining durchführen.
- Mindestens zwei Mal in der Woche sollte ein Muskeltraining unter Einbeziehung aller großen Muskelgruppen durchgeführt werden.
- Wenn aus gesundheitlichen Gründen die Aktivitäten nicht durchgeführt werden können, sollte man sich im Rahmen seiner Möglichkeiten und seiner Konditionen bewegen.

Man kann das Training natürlich problemlos ausdehnen, wenngleich der Nutzen immer weniger zunimmt. Es wird jedoch empfohlen, im höheren Alter dem Krafttraining etwas mehr Raum zu geben und Ausdauereinheiten zu reduzieren. Es gilt, den Muskelschwund im Alter zu verlangsamen, das ist ganz wichtig, zumal die Knochen zunehmend an Elastizität verlieren. Das Wort dazu heißt Sarkopenie.

Die Studien sind sehr schwierig zu vergleichen. Prospektive Studien gibt es nur sehr wenige, was benötigt wird, ist die Beobachtung vieler Menschen über einen langen Zeitraum und idealerweise würde man auch Bildgebung (PET- und MRT-Scans) und die Rückenmarksflüssigkeit (Liquor) heranziehen, um u. a. Biomarker zu identifizieren.

Vielleicht brauchen wir einfach einen anderen Körper, wenn sich die Genetik so weiterentwickelt und die Restriktion der Durchführung gelockert wird, kann man sich auch Retortenbabys vorstellen, die nach Olshansky et al. (2001) „If humans were built to last" ungefähr so aussehen: Es sind kleine, gedrungene, spitzohrige Gnome mit Watschelgang, die keinen Anschlagpunkt im Knie haben, aber mehr Rippen, größere Ohren und kräftigere Knochen.

Om und Namaste

Inaktivität sollte man natürlich nicht mit Entschleunigung und Achtsamkeit verwechseln, das faul Rumsitzen nicht mit Meditation oder Entspannungsübungen. Diese neumodischen Erscheinungen sind ganz schön gefährlich, wenn Sie eine Demenz herausfordern möchten.

Sogenannte achtsamkeitsbasierte Interventionen haben es mittlerweile sogar in Kliniken und Therapien geschafft. Der Begriff fasst verschiedene Verfahren zusammen, die einen bewussten Lebensstil fördern sollen. Die

Aufmerksamkeit soll dabei dem aktuellen Moment gewidmet sein, seine Umwelt soll man wertungsfrei wahrnehmen und dabei Ruhe und Gelassenheit etablieren. Neben einer bewiesenen Wirksamkeit in Bezug auf klinisch relevante Erkrankungen wie Depressionen oder Angststörungen (Hofmann et al. 2010) zeigen Studien auch, dass achtsamkeitsbasierte Verfahren die Lebensqualität von bereits an Demenz erkrankten Menschen verbessern können (Churcher Clarke et al. 2017). Eine spanische Forschungsgruppe stellte Studienergebnisse vor, in denen eine Gruppe von Menschen mit leichter bis moderater Demenz ihren kognitiven Rückgang mit der Praxis von Achtsamkeitsverfahren und Meditation verlangsamen konnte (Quintana-Hernandez et al. 2016). Es scheint also einen Zusammenhang zwischen regelmäßiger Meditation und einer verbesserten mentalen Leistungsfähigkeit zu geben. Auch von Yoga, die Trendsportart des 21. Jahrhunderts, sollten Sie auf jeden Fall die Finger lassen, zumindest wenn Ihre Finger im Stehen noch nicht den Boden berühren. Eine Studie zeigte, dass eine gesunde Ernährung in Kombination mit täglichem Yoga nach 5 Jahren dazu führte, dass die berüchtigten Telomere, also die „Schutzkappen" der Chromosomen, sich sogar verlängerten und somit für eine längere, intaktere Zellteilung sorgten (Ornish et al. 2013). Eine weitere Studie offenbarte sogar, dass Studienteilnehmer mit kognitiven Alterserscheinungen nach einer 12-wöchigen Yoga-Intervention bessere Gedächtnisleistungen aufwiesen (Eyre et al. 2017).

Die ayurvedische Perspektive

Wenn Sie diese Ermahnungen nicht davon abhalten können, die leicht spirituell angehauchte Schiene zu fahren, dann wählen Sie wenigstens die, die Sie nicht merklich gesünder machen wird (zumindest nicht wissenschaftlich bemerkbar). Wie wäre es z. B. mit Feldenkrais oder Waldbaden? Oder Sie beschäftigen sich mit *Smriti Bhramsha,* ayurvedisch für Vergesslichkeit oder *Majjakshaya,* dem „schleichenden Abbau von Hirnmasse". Wer an Demenz leidet, der leidet meist an *Buddhi Bhramsha,* das ist Ihnen sicherlich bekannt. Nein? Seltsam, das sind doch Worte, die einem auf der Zunge zergehen. Die ayurvedische Medizin weiß natürlich auch ganz genau, wie es zu so einer bösen Demenz, Entschuldigung, *Smriti Bhramsha* wegen *Majjakshaya,* kommt: Dadurch, dass Sie falsch atmen. Und zu viel in der Vergangenheit gelebt haben. Und natürlich daran, dass Sie einen chronischen *Vata*-Überschuss haben. Und ständig in Schultern und Nacken verspannt waren: Achtung, Achtung: Von einem steifen Nacken werden

Sie besonders schnell dement! Die ayurvedische Medizin gibt Ihnen gleich auch noch eine Reihe praktischer Tipps an die Hand, die das Entstehen oder Nicht-Entstehen einer Demenz rein gar nicht beeinflussen. Vermeiden Sie z. B. sprunghafte Gedanken, Gefühle der Hilflosigkeit oder einen übermäßigen und falschen Gebrauch Ihrer Sinne.

KURZ UND KNACKIG – AUF EINEN BLICK

1. Sport ist natürlich kein Mord, er verzögert auf jeden Fall und verhindert vielleicht den Ausbruch einer Demenz.
2. Spezielle Übungen, um eine Demenzform zu verhindern, gibt es nicht.
3. Anfangen können Sie immer oder machen Sie immer weiter, es ist auf jeden Fall von Nutzen, auch bei schon bestehender Demenz.

Literatur

Åberg MA, Pedersen NL, Torén K et al (2009) Cardiovascular fitness is associated with cognition in young adulthood. Proc Natl Acad Sci U S A 106(49):20906–20911. https://doi.org/10.1073/pnas.0905307106

Allen MS (2018) Sexual activity and cognitive decline in older adults. Arch Sex Behav 47(6):1711–1719. https://doi.org/10.1007/s10508-018-1193-8

Andel R, Crowe M, Pedersen NL et al (2008) Physical exercise at midlife and risk of dementia three decades later: a population-based study of Swedish twins. J Gerontol A Biol Sci Med Sci 63(1):62–66. https://doi.org/10.1093/gerona/63.1.62

Blondell SJ, Hammersley-Mather R, Veerman JL (2014) Does physical activity prevent cognitive decline and dementia?: a systematic review and meta-analysis of longitudinal studies. BMC Public Health 14(1):510. https://doi.org/10.1186/1471-2458-14-510

Churcher Clarke A, Chan JMY, Stott J et al (2017) An adapted mindfulness intervention for people with dementia in care homes: feasibility pilot study. Int J Geriatr Psychiatry 32(12):e123–e131. https://doi.org/10.1002/gps.4669

De Souto Barreto P, Demougeot L, Vellas B et al (2018) Exercise training for preventing dementia, mild cognitive impairment, and clinically meaningful cognitive decline: a systematic review and meta-analysis. J Gerontol A Biol Sci Med Sci 73(11):1504–1511. https://doi.org/10.1093/gerona/glx234

Eyre HA, Siddarth P, Acevedo B et al (2017) A randomized controlled trial of Kundalini yoga in mild cognitive impairment. Int Psychogeriatr 29(4):557–567. https://doi.org/10.1017/S1041610216002155

Frappier J, Toupin I, Levy JJ et al (2013) Energy expenditure during sexual activity in young healthy couples. PLoS One 8(10):e79342. https://doi.org/10.1371/journal.pone.0079342

Groot C, Hooghiemstra AM, Raijmakers PGHM et al (2016) The effect of physical activity on cognitive function in patients with dementia: a meta-analysis of randomized control trials. Ageing Res Rev 25:13–23. https://doi.org/10.1016/j.arr.2015.11.005

Guure CB, Ibrahim NA, Adam MB et al (2017) Impact of physical activity on cognitive decline, dementia, and its subtypes: meta-analysis of prospective studies. BioMed Res Int 2017:9016924. https://doi.org/10.1155/2017/9016924

Hartmans C, Comijs H, Jonker C (2014) Cognitive functioning and its influence on sexual behavior in normal aging and dementia. International J Geriatr Psychiatry 29(5):441–446. https://doi.org/10.1002/gps.4025

Hofmann SG, Sawyer AT, Witt AA, Oh D (2010) The effect of mindfulness-based therapy on anxiety and depression: a meta-analytic review. J Consult Clin Psychol 78(2):169–183. https://doi.org/10.1037/a0018555

Howden EJ, Sarma S, Lawley JS et al (2018) Reversing the cardiac effects of sedentary aging in middle age – a randomized controlled trial: implications for heart failure prevention. Circulation 137(15):1549–1560. https://doi.org/10.1161/CIRCULATIONAHA.117.030617

Kivimäki M, Singh-Manoux A, Pentti J et al (2019) Physical inactivity, cardiometabolic disease, and risk of dementia: an individual-participant meta-analysis. BMF 365:l1495. https://doi.org/10.1136/bmj.l1495

Lam FM, Huang MZ, Liao LR et al (2018) Physical exercise improves strength, balance, mobility, and endurance in people with cognitive impairment and dementia: a systematic review. J Physiother 64(1):4–15. https://doi.org/10.1016/j.jphys.2017.12.001

Lundt University (2019) Skiers had lower incidence of depression and vascular dementia – but not Alzheimer's. https://www.lunduniversity.lu.se/article/skiers-had-lower-incidence-of-depression-and-vascular-dementia-but-not-alzheimers. Zugegriffen: 14. Mai 2020

Mabire JB, Aquino JP, Charras K (2019) Dance interventions for people with dementia: systematic review and practice recommendations. Int Psychogeriatr 31(7):977–987. https://doi.org/10.1017/S1041610218001552

Olshansky SJ, Carnes BA, Butler RN (2001) If humans were built to last. Aci Am 284(3):50–55. https://doi.org/10.1038/scientificamerican0301-50

Ornish D, Lin J, Chan JM et al (2013) Effect of comprehensive lifestyle changes on telomerase activity and telomere length in men with biopsy-proven low-risk prostate cancer: 5-year follow-up of a descriptive pilot study. Lancet Oncol 14(11):1112–1120. https://doi.org/10.1016/S1470-2045(13)70366-8

Quintana-Hernandez DJ, Miro-Barrachina MT, Ibáñez-Fernández IJ et al (2016) Mindfulness in the maintenance of cognitive capacities in Alzheimer's disease: a randomized clinical trial. J Alzheimers Dis 50(1):217–232. https://doi.org/10.3233/JAD-143009

Reimers CD (2019) Physical activity and sports as primary prevention of neurological diseases: a narrative review. Dtsch Z Sportmed 70(3):57–66. https://doi.org/10.5960/dzsm.2019.372

Santos-Lozano A, Pareja-Galeano H, Sanchis-Gomar F et al (2016) Physical activity and Alzheimer disease: a protective association. Mayo Clin Proc 91(8):999–1020. https://doi.org/10.1016/j.mayocp.2016.04.024

Stanaway FF, Gnjidic D, Blyth FM et al (2011) How fast does the Grim Reaper walk? Receiver operating characteristics curve analysis in healthy men aged 70 and over. BMJ 343:d7679. https://doi.org/10.1136/bmj.d7679

Viana RB, Naves JPA, Coswig VS et al (2019) Is interval training the magic bullet for fat loss? A systematic review and meta-analysis comparing moderate-intensity continuous training with high-intensity interval training (HIIT). Br J Sports Med 53(10):655–664. https://doi.org/10.1136/bjsports-2018-099928

World Health Organization (2010) Physical Activity and Older Adults: Recommended levels of physical activity for adults aged 65 and above. https://www.who.int/dietphysicalactivity/factsheet_olderadults/en/. Zugegriffen: 14. Mai 2020

Wright H, Jenks RA (2016) Sex on the brain! Associations between sexual activity and cognitive function in older age. Age Ageing 45(2):313–317. https://doi.org/10.1093/ageing/afv197

Zimmer P, Oberste M, Bloch W (2015) Einfluss von Sport auf das zentrale Nervensystem – Molekulare und zelluläre Wirkmechanismen. Dtsch Z Sportmed 66(2):42–49. https://doi.org/10.5960/dzsm.2015.164

12

Ernährung: Mit Völlerei zum Ziel

Pia Linden

Inhaltsverzeichnis

J. Kessler et al., *Der andere Anti-Demenz-Ratgeber*,
https://doi.org/10.1007/978-3-662-60606-3_12

Die Dicken und die Dünnen

Ernährung polarisiert. Während ein nicht unerheblicher Teil der Menschheit hungert oder gar verhungert, verfügt ein nicht weniger unerheblicher Teil der Bevölkerung dieses Planeten über schier unbegrenzte Mengen an Nahrungsmitteln, die je nach Neigung und Ideologie unterschiedlich eingesetzt werden. In den saturierten Teilen der Welt dürfen wir uns glücklich schätzen: Wir haben genug, genug vom Richtigen und genug vom Falschen. Bei uns gibt es die Adipösen, also auf Deutsch: „die Dicken" und die meisten von ihnen essen wahrscheinlich zu viel vom Falschen (aber Vorsicht!). Dann wären da noch die Dünnen, die meist zu wenig vom Richtigen, manchmal auch zu wenig vom Falschen essen. Genetiker würden sagen, das sind Dispositionen. Hier wird der mögliche Überfluss von Anfang an weggespart. Die Dünnen sieht man im Fernsehen, in den Chefetagen, auf Werbeplakaten, sie sind Sportler, Prominente und Wissenschaftler; lassen Sie es uns laut aussprechen: Die Dünnen sind die Vorzeigeprodukte unserer Gesellschaft. Die Dicken dagegen sind die, die in Fernsehsendungen eher als Statisten im Hintergrund stehen oder bei „Bauer sucht Frau" mitspielen. Das sind die mit dem großen Volumen. Ernährung und Körperbild haben also mit noch mehr zu tun, als nur mit der Gesundheit. Sie bestimmen auch, wie wir in der Gesellschaft positioniert sind (Carof 2017). Die Ernährung bestimmt den Körper, der Körper das Tun, das Tun bestimmt das Sein. Zur Einstimmung in unser Kapitel vielleicht ein bisschen Descartes: „Edo, ergo sum" – Ich esse, also bin ich.

Der Snackosaurus im Schlaraffenland oder „Entschuldigung, ist da Fleisch drin?"

Ernährung ist also in der heutigen Zeit ein Thema von großer Wichtigkeit, es ist gesundheitlich, aber auch gesellschaftspolitisch und sozial aufgeladen. Ein weiter Riss spannt sich durch die Gesellschaft: Nicht nur bei der Frage „wie viel", sondern auch bei der Frage „was" gegessen wird, trennen sich die Gemüter. Ganz weit vorne steht natürlich das Fleisch. In Deutschland verzichten nach dem World Atlas 2016 circa 6 Mio. Menschen auf den Konsum von Fisch und Fleisch. Ist es ethisch und physiologisch überhaupt vertretbar, Fleisch zu essen? (Hier trennten sich übrigens auch die Gemüter der Autoren.) Natürlich nicht, sagt Pythagoras ($a^2+b^2=c^2$) und der Dramatiker George Bernard Shaw ergänzt, dass die Tiere doch seine Freunde seien und Freunde äße man nicht. Ganz zu schweigen von den merklichen Konsequenzen des hohen Fleischkonsums auf dem Planeten Erde: Wissenschaftler argumentieren, dass die Massenproduktion von Fleisch einer der größten Kontributoren des menschengemachten Klimawandels ist (Lucas und Horton 2019).

Aber kann man sich das Schlaraffenland (Mittelhochdeutsch; das Land der faulen Affen) ohne frei herumfliegende, knusprig gebratene Tauben, Ferkel, Würstchen vorstellen? Fährt man da gar mit dem Bus hin? Die Antwort ist klar – nein. Das Schlaraffenland, zumindest schon im 14. Jahrhundert das Paradies der Allgemeinheit, wird für die Vegetarischen zur Apokalypse, und für die Veganen (die, die wirklich nur Gras und Blätter essen) zur absoluten Höllenvorstellung. Faulpelze, Schlemmer oder, im Einklang mit dem aktuellen Zeitgeist, „Snackosaurus" (Kandidat für das Jugendwort des Jahres 2018), all diese schönen Bezeichnungen für kulinarische Genussmenschen, lassen sich nur schwer mit den fleischlosen Idealen vereinen. Es fehlt die Leichtigkeit, die Spontaneität der Omnivoren (lateinisch für die, die alles essen, was man ihnen vorsetzt), respektive Pantophagen (die griechische Variante der Allesfresser), das Beschwingte, das Lockere, die Fähigkeit, alles in sich hineinzustopfen, was einem vorgesetzt wird. Stattdessen müssen die Vegetarier ständig auf der Hut sein, ständig nachfragen: „Entschuldigung, ist das vegetarisch?", „Entschuldigung, ist da Fleisch drin?". Entspannen lässt es sich so nicht. Mit dem berüchtigten, dem gefürchteten Wörtchen „vegan" lässt man so manchem Koch einen Schauer über den Rücken laufen. Veganer kann man daran erkennen, dass sie es einem sagen. In Deutschland ist das ja noch, zumindest theoretisch, im Rahmen des Möglichen. Aber haben Sie sich schon mal einen Veganer in Italien vorgestellt? Impossibile!

Wir fassen also zusammen: Die kulinarische Schere zwischen Fleisch und fleischlos weitet sich. Das Paradies der fleischlosen Esser stellt ein vollkommen entgegengesetztes Bild zu unserem traditionellen Schlaraffenland dar: eine Sommerwiese mit Schmetterlingen vielleicht. Da hat eine Schweinshaxe nichts verloren, eher ein leichter Salat mit etwas Milch- und Ei-freiem Dressing.

Was Ernährung mit Demenz zu tun hat und warum Königin Marie-Antoinette ein Vorbild der Demenzentwicklung ist

Auch in der Demenzforschung stehen die Ernährung und das Körpergewicht an prominenter Stelle und wahrscheinlich sind sie extrem hilfreich auf dem Weg zur Demenz (Otaegui-Arrazola et al. 2013). So wird die Zunahme der Alzheimer-Diagnosen in den letzten Jahren nicht nur als Folge demografischer Faktoren, also dem steigenden Alter der Bevölkerung, sondern auch als Folge einer veränderten Esskultur beschrieben (Friedrichsen 2016). Um das Essverhalten von Menschen zu erfassen, haben sich Fragebögen als verlässliche Forschungsmethode erwiesen. Neben einigen bestimmten Nahrungsmitteln und Nahrungsmittelkomponenten, auf die wir an späterer Stelle noch explizit eingehen wollen, hat sich gezeigt, dass besonders das Übergewicht zentral ist, um eine Demenz zu provozieren (Xu et al. 2011). Wer im Alter übergewichtig ist, leidet häufiger an dem metabolischen Syndrom, Herz-Lungen-Erkrankungen, Sehstörungen, Arthritis, Krebs und eingeschränkter Mobilität (Ferrucci et al. 2010). Übergewicht im mittleren und höheren Alter bringt ein höheres Risiko mit sich, im Alter unter kognitiven Einschränkungen zu leiden, zu denen eben auch die Demenz zählt (Lee et al. 2010).

Wer die Demenz also herausfordern will, dem empfehlen wir: Essen Sie, essen Sie, essen Sie, und essen Sie vor allem „ungesund"! Oder wie die französische Königin Marie-Antoinette es einst formulierte: „Wenn sie kein Brot haben, sollen sie doch Kuchen essen." Viele Historiker haben diesen Spruch als Unwissen der Adeligen über den Zustand ihres Volkes verstanden, tatsächlich könnte man es auch so deuten, dass Marie-Antoinette eine Prophetin der Demenzentwicklung gewesen ist. Mittlerweile haben sich viele ihrer revolutionären Vorstellungen durchgesetzt: Der Kuchenkonsum und die Ernährung mit zuckrigem Schwerpunkt haben sich in der westlichen Welt bewährt. Immer mehr Menschen leben nach Marie-Antoinettes Vorbild, allen voran, in beliebter Vorreiterfunktion, die Bundesrepublik Deutschland. Nach Atomausstieg und Klimaschutz will die Republik nun auch Spitzenreiter in Sachen ungesunder Ernährung werden.

Warum hat es so lange gedauert, bis Deutschland endlich einen der vorderen Plätze im Index der Fettleibigkeit ergattert hat? Lange herrschte in der westlichen Welt etwas, was sich, völlig ohne Übertreibung, als Schlankheitswahn bezeichnen lässt. Gesunde Ernährung und Sport wurden hochgehalten, ja, gar idealisiert. Aber nach und nach kam die Wahrheit dann doch ans Licht und wir dürfen uns glücklich schätzen, dass nach vielen Jahren beinahe totalitärer Unterdrückung jeglichen Genusses und Gehenlassens immer mehr wissenschaftliche Arbeiten zeigen konnten, wie schädlich diese Euphemisierung tatsächlich ist. Eine Studie konnte sogar zeigen: Wer täglich circa 15 % weniger Nahrung zu sich nimmt, könnte sogar Gefahr laufen, länger zu leben (Redman und Ravussin 2011). Und wollen Sie das etwa wirklich? Schließlich müssten Sie das mit Depression, Einsamkeit und Schmerzen bezahlen.

Was gesunde Ernährung alles anrichten kann, oder: Live fat – die young

Gesunde Ernährung scheint, und das ist wirklich überraschend, tatsächlich dazu zu führen, dass man gesund ist. Auf dem Weg zur Demenzentwicklung ist die gesunde Ernährung also einer unserer größten Feinde. Vermeiden Sie also unbedingt, sich gesund zu ernähren. Ignorieren Sie die schlechtgelaunten Schlankheitsfanatiker, die es bestimmt auch in Ihrem Freundes- oder Bekanntenkreis gibt. Werden Sie ein Wanstwesen, mit dem Motto „Live fat – die young", wie die TAZ einmal titelte. Das Leben ist kurz (und mit ihrer neuen Lebensweise noch kürzer), warum sich also das fade Grünzeug reinzwingen statt die kulinarischen Köstlichkeiten zu genießen, die im Schlaraffenland auf Sie warten? Wir helfen Ihnen dabei, den paradiesischen Traum aus Jonathan Swifts Roman „Gullivers Reisen" in Ihr Leben zu holen. In Ihrem Leben sollen Genuss und Verwöhnung jetzt vor Diät und Rohkost (nie wieder!) stehen. Lassen Sie es sich gut gehen, keine Zurückhaltung, keine Scheu mehr! Sie dürfen jetzt, nein, Sie müssen jetzt sogar all das essen, was Sie sich sonst immer verbieten mussten oder nur mit einem beißend schlechten Gewissen heimlich probieren konnten.

In Las Vegas gibt es ein Burgerrestaurant mit dem Namen Heart Attack Grill, bei dem Menschen, die mehr als 159 kg wiegen, umsonst essen können. Dort gibt es auch den größten Burger der Welt mit dem Namen „Quadruple Bypass Burger", sieht furchtbar aus. Ähnliche Exzesse gibt es auch in Deutschland. Saccharose-Sportler können sich in einem Einkaufszentrum am Berliner Alexanderplatz in einem sechs Runden umfassenden Parcours mit Süßigkeiten vollstopfen, bis die Hose platzt.

Wenn die vermehrte Zunahme von Kalorien nicht mehr ausreichend ist, können Sie auch Medikamente nehmen, die Sie dicker machen, bloß ein möglicher Nebeneffekt natürlich. Davon gibt es eine Menge, kortisonähnliche Wirkstoffe, Antidepressiva und Antipsychotika (Medikamente gegen psychische Erkrankungen), Insulin und andere Medikamente gegen Diabetes, Betablocker und andere Medikamente gegen Bluthochdruck, Antihistaminika (antiallergische Medikamente), Medikamente gegen Parkinson und auch entzündungshemmende Schmerzmittel wie Ibuprofen.

Die Japaner, wenn auch heute nicht mehr in der Technologie so führend wie noch vor einigen Jahren, aber immer noch innovativ genug, haben eine wunderbare Lösung für mögliche kulinarische Platzprobleme: Wenn gar nichts mehr geht, gibt es bei ihnen noch den „Bestubara", einen Extramagen für Desserts und anderes Naschwerk. Kein Verzicht mehr, ab jetzt sollten Sie nicht maximal, sondern mindestens drei Portionen essen. Ab jetzt sollte es zu jeder Mahlzeit eine Vor- und eine Nachspeise geben, kohlenhydratreiche Beilagen natürlich nicht vergessen. Denn Regel Nummer 1 auf dem Pfad weg von der gesunden Ernährung ist die überdurchschnittliche Kalorienzufuhr. Die empfohlene Kalorienzufuhr variiert je nach Alter, Geschlecht und Aktivitätsniveau. Frauen brauchen weniger, und auch wer älter ist. Pi mal Daumen schwankt die Zahl zwischen 1600 und 2500 Kalorien am Tag, erklärt die Deutsche Gesellschaft für Ernährung im Jahr 2015. Nach einem opulenten Mahl sollte man auch das Herunterspülen nicht vergessen – denn auch im Alkohol finden sich die wichtigen Kalorien für die Demenzentwicklung. Auf die duale Wirkung von Alkohol kann nicht genug hingewiesen werden: Er macht dick und dumm. Im Schwäbischen nennt man dies „das Schnäpsle hinterher“ (Auf einem Bein kann man nicht stehen…). Die Jugendlichen von heute nennen es einen „Shot kippen“, was auch schnell der Auftakt zu einer Sauforgie werden kann. Aber über die segensreiche Wirkung des Alkohols soll später noch ausführlich berichtet werden (Kap. 13) (Abb. 1).

Das Demenz-Ziel „Übergewicht" und die Top 8 der Lebensmittel, die zum schnellen Altern führen

Wenn Sie also die Demenz vorzeitig erreichen wollen, ist die Adipositas keine drohende Gefahr mehr, sondern wird zu einem willkommenen Geschenk, das Sie sich mit dem richtigen Nahrungsmittelkonsum redlich

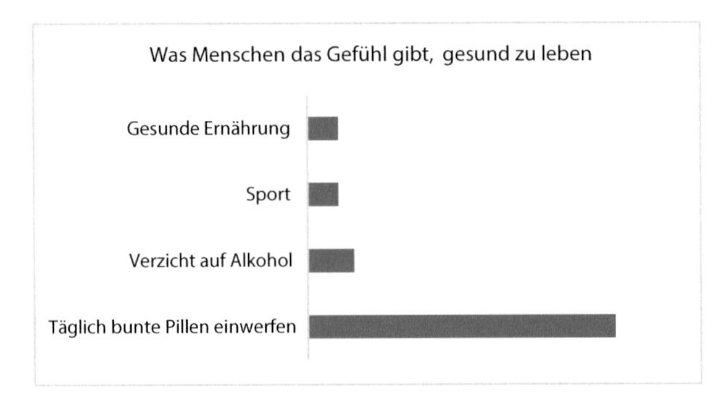

Abb. 1 Umgekehrt wäre besser. Gesunde Ernährung optimieren, auf bunte Pillen verzichten

verdient haben. Und keine Angst, Sie sind beim Anhäufen der zusätzlichen Pfunde nicht alleine: Laut Ernährungsbericht der Deutschen Gesellschaft für Ernährung aus dem Jahr 2016 sind 59 % der Männer und 37 % der Frauen in Deutschland übergewichtig. Langsam, aber sicher, übernehmen die Dicken das gesellschaftliche Ruder: Statistiken der Weltgesundheitsorganisation (WHO) zeigen, dass in der europäischen Region mehr als die Hälfte der Bevölkerung übergewichtig ist (auch wenn die bösen „Mainstream-Medien" uns das anders suggerieren).

Einen Schritt voraus ist uns allerdings unser eurasischer Nachbar, die Türkei: Hier haben schon zwei Drittel der Bevölkerung das Ziel „Übergewicht" erreicht. Man denke nur an das Naschwerk der Türken: Kadayif, Güllac, Baklava, Künefe etc. Wir verneigen uns. Es ist eine Bewegung, die schon längst im vollen Gange ist (dabei ignorieren Sie bitte die metaphorisch sportlich anmutende Wortwahl: Wir sollten hier wohl eher von einer „Bewegung ohne Bewegung" sprechen; zum Thema der leiblichen Ertüchtigung vgl. Kap. 11). Übergewicht ist kein Zeichen schlechter Ernährung und mangelnder Bewegung, sondern ein Zeichen des blühenden Wohlstands. Denn nicht vergessen sollten wir, dass das Schönheitsideal in der Malerei und Bildhauerei in diversen Epochen der Kunstgeschichte immer wieder die voluminöse Figur ist (Ferrucci 2010): von der Venus von Willendorf, 2000–3000 Jahre vor Christus, über Paul Rubens im 17. Jahrhundert bis hin zu figürlichen Darstellungen der Künstler Jean Tinguely und Niki de Saint Phalle Ende des 20. Jahrhunderts. Oder profaner gesagt: Meine Braut ist fetter als deine. Und auch sozial-politisch ist das Übergewicht wahrscheinlich mehr zu empfehlen als das Hungern. Schon Willy Brandt sagte am 26. September 1973 vor der Vollversammlung der Vereinten Nationen: „Wo Hunger herrscht, kann Friede keinen Bestand haben." Was ist Frieden, wenn nicht die Möglichkeit, sich eine Limonade kaufen zu können, mit der Sie die Ihnen täglich empfohlene Zuckermenge dreimal überschritten haben. Friede ist, Fastfood essen zu können: morgens, mittags, nachmittags, am frühen Abend, abends, am späten Abend und in der Nacht – kurz: zu jeder erdenklichen Tageszeit.

Aber nicht nur die Dicken, nein, auch die Dürren haben ein erhöhtes Risiko, an einer Demenz zu erkranken. Eine Studie zeigt, dass Personen mit einem niedrigen Body Mass Index (BMI), die im Studienzeitraum noch weiter Gewicht verloren, häufiger kognitive Einschränkungen im Alter zeigten (Sobòw et al. 2014). Gleichstand also im Kampf der Bohnenstangen gegen die Adipösen, den Sieg fährt stattdessen die gesunde Mitte ein.

Genug aber, jetzt soll es konkret werden. Unsere Top 8 der ungesunden Lebensmittel finden Sie in der folgenden Übersicht.

Mit diesen Lebensmitteln altern Sie schnell und erfolgreich

- Weißmehl und Weißmehlprodukte
- Fertiggerichte
- Mikrowellenpopcorn
- Wurst und Fleischwaren mit Nitriten
- Protein- und Energieriegel
- Süßigkeiten
- Softdrinks

Damit Sie sich im Urwald der Ernährungsratschläge zurechtfinden, weisen wir Ihnen im Folgenden den Weg ans Ziel: So müssen Sie essen, wenn Sie möglichst schnell und erfolglos altern möchten und einen optimalen kognitiven Rückgang fördern möchten (Abb.2).

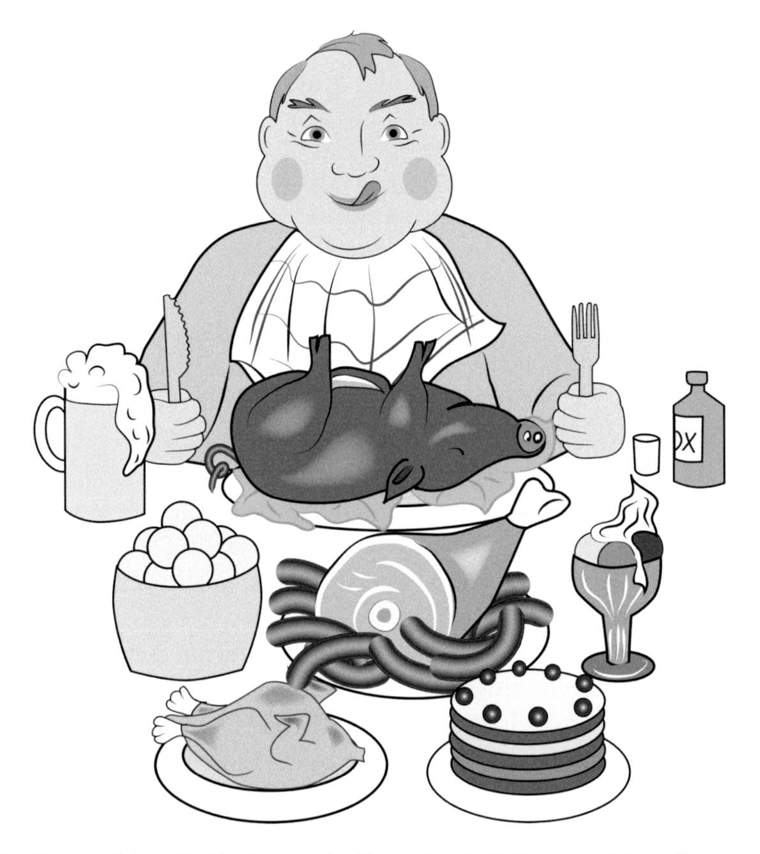

Abb. 2 Eine perfekte Mahlzeit ganz im Sinne der Anti-Demenz-Prävention

Essen Sie viel Fleisch, vor allem rotes Fleisch – Rind, Schwein, Lamm

Falsch! Auf der Recherche nach der besten Diät stolpert man immer wieder über die sogenannte **Mittelmeerdiät**, die sich auf die traditionelle Ernährungsweise der Mittelmeerregionen stützt. Sie lässt sich auch, mit einigen Modifikationen, an die Moderne anpassen (Sánchez-Sánchez et al. 2020). Geringer Fleischkonsum ist in jedem Fall von Bedeutung: Es sollen so wenig tierische Fette gegessen werden wie möglich. Auch in der renommierten Fachzeitschrift Lancet (2019) wird für eine gesunde und auch ökologisch nachhaltige Ernährung der maximale Konsum von 43 Gramm Fleisch (davon nur 7 Gramm rotes Fleisch) pro Tag empfohlen (Willett et al. 2019). Die Autoren vermuten sogar, dass eine dramatische Reduktion des Konsums von rotem Fleisch zu einer drastischen Reduktion von ernährungsbedingten Toten führen könnte. Des Weiteren wird angenommen, dass die ausgewogene Ernährung nicht nur uns, sondern auch unserem Planeten zugute kommen würde. Anscheinend gibt es auch einen negativen Zusammenhang zwischen der besagten Mittelmeerdiät und der Entwicklung kognitiver Störungen (Berti et al. 2018).

Aber Achtung, nicht alle Fleisch-Alternativen sind im Umkehrschluss völlig ungefährlich: Eine Studie, durchgeführt in Indonesien, zeigte, dass ein hoher Konsum von Tofu mit einem schlechteren Gedächtnis älterer Menschen in Verbindung gebracht werden kann. Tempe dagegen, der aus fermentierten Sojabohnen besteht, ist mit besseren Gedächtnisleistungen verknüpft (Hogervorst et al. 2008).

Kochen Sie nicht mehr selbst, sondern greifen Sie reichlich zu Industrienahrung, Fast Food und Convenience Food!

Falsch! Eine spannende Entwicklung ließ sich in Rumänien beobachten: Bevor das Land im Jahr 1989 seine Grenzen öffnete, war die Prävalenz kognitiver Einschränkungen im Alter konstant. Mit der Grenzöffnung veränderte sich das Leben in Rumänien, unter anderem stieg der Konsum industriell gefertigter Lebensmittel aus dem Ausland im Vergleich zu der vorherigen traditionellen Ernährung. Interessanterweise stieg die Häufigkeit von Alzheimer Demenz in den folgenden 20 Jahren stark an (Cornutiu 2011). Industriell vorverarbeitetes Essen, also Fast Food und Convenience

Food, enthält sogenannte AGEs (Advanced Glycation Endproducts). Vereinfacht ließe sich sagen, dass es sich dabei um fortgeschrittene Kohlenhydratendprodukte handelt. Diese befinden sich in protein- und fetthaltigen Nahrungsmitteln, die hoch erhitzt werden (z. B. Pizzen, Chicken- Nuggets oder gebratener Schinkenspeck). Der Konsum dieser AGEs führt zur sogenannten AGE/RAGE/NF-kB-Kaskade, die wir hier vor allem wegen ihres besonders kompliziert klingenden Namens erwähnen. Diese AGE/RAGE/NF-kB-Kaskade wiederum ruft Prozesse wie Oxidation und Neuroinflammation hervor und kann somit das Demenzrisiko substanziell erhöhen. Studien zeigen sogar, dass eine fettreiche Ernährung und wenig Bewegung in Kombination mit einer genetischen Vorbelastung bedeutend für die Entwicklung der Alzheimer Demenz sind (Martins et al. 2006).

Lassen Sie bloß die Finger vom Fisch!

Falsch! Ein geringer Anteil ungesättigter Fettsäuren im Blut wird mit einem höheren Risiko für eine Demenzerkrankung in Verbindung gebracht (Amadieu et al. 2017). Diese sind vor allem in Fleisch und industriell gefertigtem, fettigem Essen vorzufinden. Omega-3-Fettsäuren scheinen hingegen eine protektive Rolle im kognitiven Alterungsprozess einzunehmen, indem sie unter anderem die Verbindungen zwischen den Nervenzellen im Gehirn stärken und verbessern sowie Entzündungen vorbeugen (Weyerer und Werle 2011). Auch in der (hirn-)gesunden Mittelmeerdiät sind Omega-3-fettsäurereiche Fische und Meeresfrüchte ein wichtiger Bestandteil.

Essen Sie jede Menge fettige Milchprodukte!

Falsch! In der gesunden Mittelmeerdiät wird ein eher moderater Verzehr von Milchprodukten beschrieben. Generell sollen wenig tierische Fette gegessen, stattdessen reichlich Olivenöl verwendet werden. Wenn wir von fettigen Milchprodukten sprechen, meinen wir vor allem solche wie Sahne, Crème fraîche und Butter – am besten in bunt mit allen möglichen Farb- und Zusatzstoffen. Eine Ausnahme bildet aber der Joghurt: Aktuelle Forschungsergebnisse zeigen nämlich, dass Joghurt eine Komponente gesunder Ernährung im Alter darstellt (El-Abbadi et al. 2014). Milch und Joghurt scheinen Bestandteil einer Ernährungsweise zu sein, die mit einem geringeren kognitiven Rückgang im Alter verbunden ist (Cuesta-Triana et al. 2019). In der Fachzeitschrift Lancet wird der Konsum von circa 250

Gramm Milchprodukten und auch Körnern empfohlen (Willett et al. 2019). In Körnern und Nüssen stecken sie nämlich auch, die guten Fette.

Meiden Sie Obst, Gemüse und Salate – schlucken Sie stattdessen Pillen, Tabletten und Pülverchen!

Falsch! Grundbestandteil einer gesunden Ernährung sind reichlich Obst und Gemüse, das beweist nicht nur die schon erwähnte Mittelmeerdiät (hoher Verzehr an Gemüse und Obst), sondern auch die Fachzeitschrift Lancet (2019), die sogar 500 Gramm Gemüse und Obst pro Tag empfiehlt (Willett et al. 2019). Besonders die in Obst und Gemüse zahlreich zu findenden Antioxidantien, aber auch Folsäure, Vitamin B und Karotinoide scheinen eine schützende Rolle in der Demenzentwicklung einzunehmen (Zauner und Windhager 2015; Otaegui-Arrazola et al. 2013). Des Weiteren scheinen auch Hülsenfrüchte und Nüsse ein fester Bestandteil gesunder Ernährung zu sein. 125 Gramm pro Tag empfehlen die Autoren in Lancet (Willett et al. 2019). Nahrungsergänzungsmittel dagegen, wie Vitaminpräparate, scheinen keinen positiven Effekt auf die Gesundheit, z. B. auf das Herzinfarkt- oder Schlaganfallrisiko, zu haben (Jenkins et al. 2018). Daher gilt: Wenn Sie auf einen schnellen kognitiven Abbau aus sind, ersetzen Sie Obst durch Nahrungsergänzungsmittel.

Mhhmm, lecker! Pestizide und Umweltgifte

Falsch! Pestizide und Umweltgifte wie Aluminium, die sich heutzutage vermehrt in unseren Lebensmitteln und im Trinkwasser befinden, scheinen – überraschenderweise(!) – einen negativen Effekt auf unseren Körper und vor allem unser zentrales Nervensystem zu haben. Bei Patienten der Alzheimer Erkrankung findet sich tatsächlich ein erhöhter Spiegel dieser schädlichen Substanzen. Über Aluminium, ein Schwermetall, das sich in industriell verarbeiteten Nahrungsmitteln wie unserem schon hoch gelobten Fast und Convenience Food, aber auch z. T. in unserem Trinkwasser befindet, weiß man schon Genaueres im Zusammenhang mit dem Rückgang kognitiver Funktionen im Alter: Es scheint vor allem die Prozesse im zentralen Nervensystem in Bewegung zu setzen, die eine Demenz bewirken können (Friedrichsen 2016). Dass Pestizide und Umweltgifte das Risiko einer Erkrankung an Morbus Parkinson stark erhöhen, zeigen aktuelle Studien (Wang et al. 2011). In Frankreich wird Parkinson sogar schon als Berufserkrankung für Winzer bzw. Bauern anerkannt. Und übrigens: Die Parkinson Erkrankung wird außerdem oftmals von einer Demenz begleitet.

Buntes, süßes Wasser und Alkohol!

Falsch! Nichts ist für die ungesunde Ernährung schädlicher als das farblose, geschmack- und geruchslose Wasser – wenn schon Wasser, dann gesüßt. Ansonsten Fruchtnektare und – warum nicht – Energiegetränke und Alkoholika in allen Variationen. Was hinter den vermeintlichen Erfrischungsgetränken steckt, ist eine böse Zuckerbombe, vor allem aus dem ungesunden, industriellen Zucker. Nur circa 30 Gramm Zucker am Tag wird in der Fachzeitschrift Lancet (2009) empfohlen (Willett et al. 2019). Der König unter den zuckerhaltigen Getränken ist der Eistee. Je nach Sorte und Marke variierend, enthält das sommerliche Erfrischungsgetränk bis zu 15 Stück Würfelzucker. Auf ein Glas Cola oder einen Energydrink kommen sieben Stück Würfelzucker, drei in einem Glas Apfelsaft und auch in der so frisch und gesund wirkenden Kräuterlimonade lässt sich ein hoher Zuckergehalt feststellen (Abb. 3).

Eistee
bis zu 15 Stück Würfelzucker
Cola/
Energydrink
bis zu 7 Stück Würfelzucker
Apfelsaft
bis zu 3 Stück Würfelzucker

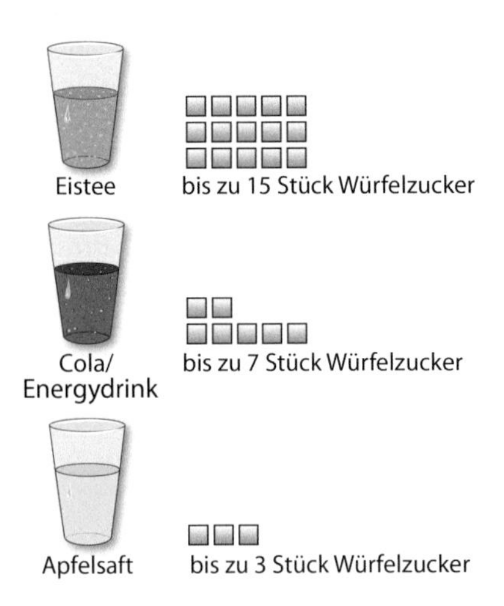

Abb. 3 Wenn Sie beim nächsten Mal einen Eistee trinken, stellen Sie sich vor, wie viele Würfelzucker in diesem Getränk aufgelöst sind, dann doch eher Apfelsaft trinken oder am besten wäre einfach Wasser

Und Alkohol? Entschuldigen Sie bitte, aber wir können Ihren Alkoholkonsum nicht schönreden – Ihr Schwips ist und bleibt schädlich für Ihre Gesundheit. Der Konsum von Alkohol, vor allem natürlich übermäßiger, macht Ihre Organe kaputt, von Leber über Bauchspeicheldrüse bis hoch ins Gehirn. Nicht nur für Sie persönlich entstehen gesundheitliche Kosten, sondern auch für das gesamte Gesundheitssystem (Rehm et al. 2009).

KURZ UND KNACKIG – AUF EINEN BLICK

1. Tierische Fette vermeiden (Fleisch und fettige Milchprodukte – mit Ausnahme von Joghurt), stattdessen pflanzliche Öle und Fisch essen.
2. Gesättigte Fettsäuren vermeiden, stattdessen pflanzliche Öle und Fisch essen.
3. Lieber selbst kochen, anstatt Fertigfraß in sich hineinzustopfen.
4. Viel Obst, viel Gemüse, aber bitte ungespritzt.
5. Zucker vermeiden, auch in den so unschuldig erscheinenden Getränken.

Literatur

Amadieu C, Lefèvre-Arbogast S, Delcourt C et al (2017) Nutrient biomarker patterns and long-term risk of dementia in older adults. Alzheimers Dement 13(10):1125–1132. https://doi.org/10.1016/j.jalz.2017.01.025

Berti V, Walters M, Sterling J et al (2018) Mediterranean diet and 3-year Alzheimer brain biomarker changes in middle-aged adults. Neurology 90(20):e1789–e1798. https://doi.org/10.1212/wnl.0000000000005527

Carof S (2017) Is there a 'National Body'? How national cultures shape the 'Fat'Body and the food practices. Studies in ethnicity and nationalism 17(1):57–67. https://doi.org/10.1111/sena.12219

Cornutiu G (2011) The incidence and prevalence of Alzheimer's disease. Neurodegener Dis 8(1–2):9–14. https://doi.org/10.1159/000313659

Cuesta-Triana F, Verdejo-Bravo C, Fernández-Pérez C et al (2019) Effect of milk and other dairy products on the risk of frailty, Sarcopenia, and cognitive performance decline in the elderly: a systematic review. Adv Nutr 10(suppl_2):S105–S119. https://doi.org/10.1093/advances/nmy105

El-Abbadi NH, Dao MC, Meydani SN (2014) Yogurt: role in healthy and active aging. Am J Clin Nutr 99(5):1263S–1270S. https://doi.org/10.3945/ajcn.113.073957

Ferrucci L, Studenski S, Alley D et al (2010) Obesity in aging and art. J Gerontol A Biol Sci Med Sci 65(1):53–56. https://doi.org/10.1093/gerona/glp166

Friedrichsen HP (2016) Alzheimer – eine vermeidbare Umwelterkrankung. Zeitschrift für Orthomolekulare Medizin 1(01):3–9. https://doi.org/10.1055/s-0035-1547596

Gustafson D (2008) A life course of adiposity and dementia. Eur J Pharmacol 585(1):163–175. https://doi.org/10.1016/j.ejphar.2008.01.052

Hogervorst E, Sadjimim T, Yesufu A et al (2008) High tofu intake is associated with worse memory in elderly Indonesian men and women. Dement Geriatr Cogn Disord 26(1):50–57. https://doi.org/10.1159/000141484

Jenkins DJ, Spence JD, Giovannucci EL et al (2018) Supplemental vitamins and minerals for CVD prevention and treatment. J Am Coll Cardiol 71(22):2570–2584. https://doi.org/10.1016/j.jacc.2018.04.020

Lee JS, Visser M, Tylavsky FA et al (2010) Weight loss and regain and effects on body composition: the health, aging, and body composition study. J Gerontol A Biol Sci Med Sci 65(1):78–83. https://doi.org/10.1093/gerona/glp042

Lucas T, Horton R (2019) The 21st-century great food transformation. Lancet 393(10170):386–387. https://doi.org/10.1016/s0140-6736(18)33179-9

Martins I, Hone E, Foster J et al (2006) Apolipoprotein E, cholesterol metabolism, diabetes, and the convergence of risk factors for Alzheimer's disease and cardiovascular disease. Mol Psychiatry 11(8):721–736. https://doi.org/10.1038/sj.mp.4001854

Redman LM, Ravussin E (2011) Caloric restriction in humans: impact on physiological, psychological, and behavioral outcomes. Antioxid Redox Signal 14(2):275–287. https://doi.org/10.1089/ars.2010.3253

Rehm J, Mathers C, Popova S et al (2009) Global burden of disease and injury and economic cost attributable to alcohol use and alcohol-use disorders. Lancet 373(9682):2223–2233. https://doi.org/10.1016/s0140-6736(09)60746-7

Sánchez-Sánchez ML, García-Vigara A, Hidalgo-Mora JJ et al (2020) Mediterranean diet and health: a systematic review of epidemiological studies and intervention trials. Maturitas 136:25–37. https://doi.org/10.1016/j.maturitas.2020.03.008

Sobów T, Fendler W, Magierski R (2014) Body mass index and mild cognitive impairment-to-dementia progression in 24 months: a prospective study. Eur J Clin Nutr 68(11):1216–1219. https://doi.org/10.1038/ejcn.2014.167

Otaegui-Arrazola A, Amiano P, Elbusto A et al (2013) Diet, cognition, and Alzheimer's disease: food for thought. Eur J Nurt 53(1):1–23. https://doi.org/10.1007/s00394-013-0561-3

Wang A, Costello S, Cockburn M (2011) Parkinson's disease risk from ambient exposure to pesticides. Eur J Epidemiol 26(7):547–555. https://doi.org/10.1007/s10654-011-9574-5

Weyerer S, Werle J (2011) Möglichkeiten zur Prävention von Demenz. Mobiles Leben 3:18–19

Willett W, Rockström J, Loken B et al (2019) Food in the Anthropocene: the EAT–lancet commission on healthy diets from sustainable food systems. Lancet 393(10170):447–492. https://doi.org/10.1016/s0140-6736(18)31788-4
Xu WL, Atti AR, Gatz M et al (2011) Midlife overweight and obesity increase late-life dementia risk: a population-based twin study. Neurology 76(18):1568–1574. https://doi.org/10.1212/wnl.0b013e3182190d09
Zauner K, Windhager E (2015) Demenz und Ernährung – eine kurze Übersicht. Psychiatria Danubina 27(4):0–451.ss

13

Pharmakologische Akzeleration der Demenzentwicklung: Von Alkohol, Drogen und Medikamenten

Pia Linden

Inhaltsverzeichnis

Woran denken Sie bei dem Wort „Droge"? An Marihuana, Kokain und die Kinder vom Bahnhof Zoo? Etymologisch beschreibt das Wort jedoch pflanzliche, tierische oder mikroorganische Substanzen, die, meist getrocknet, in einem haltbaren Zustand zu Arzneimitteln weiterverarbeitet werden. Das deutsche Wort „Droge" ist vermutlich dem Niederländischen „droog" entnommen, was „trocken" bedeutet. Aus diesem Grund wurden Geschäfte, in denen man getrocknete Kräuter und weiteres für Gesundheit, Schönheit und Gewürze für die Küche kaufen konnte, Drogerien getauft. Da

J. Kessler et al., *Der andere Anti-Demenz-Ratgeber*,
https://doi.org/10.1007/978-3-662-60606-3_13

man heutzutage umgangssprachlich das Wort „Droge“ für Rauschdrogen verwendet, spezifiziert man die heilenden Kräuter und Mittel als „Arzneidrogen“ oder Pharmaka. Pharmaka dagegen, aus dem griechischen φάρμακον, heißt wiederum nichts anderes als Droge, Gift oder Arznei. Wir drehen uns also im Kreis. Unser Vorschlag zur Klassifizierung ist daher: Wenn schon nicht von Wortursprung oder Wirkung her, lassen sich Pharmaka zumindest in die folgenden drei Gruppen zusammenfassen:

- Solche, die gegen das Betäubungsmittelgesetz verstoßen,
- solche, die die Krankenkasse bezahlt, und
- solche, die man ab 18 Jahren selber zahlen muss.

Zwischen Leber und Milz passt immer noch ein Pils

Leider fällt bei dieser Einteilung jedoch die Nummer 1 der beliebtesten Volksdrogen heraus: der Alkohol. Deutschland wird von Experten als „Hochkonsumland“ bezeichnet: Durchschnittlich trinkt der deutsche Bundesbürger pro Jahr circa 10,7 l reinen Alkohol, also der, von dem man blind wird (Peacock et al. 2018). Rechenaufgabe: Wie viele Gläser Wein oder Bier ergeben einen Liter reinen Alkohol? Mehr als 100 Flaschen Wein (OECD 2019). Auf jeden Fall weit mehr Gläser als der internationale Durchschnitt trinkt: Deutschland liegt im Rennen der alkoholisierten Nationen auf Platz 10. Den ersten Platz verdient sich das sonst so bescheidene Litauen, knapp danach unsere Nachbarn Österreich und Frankreich (OECD 2019). Laut der deutschen Hauptstelle für Suchtfragen sterben circa 74.000 Menschen jährlich durch den Konsum von Alkohol. Wie hoch die Zahl der abgestorbenen Gehirnzellen ist, ist dagegen nicht bekannt. Falls Ihr Gedächtnis noch gut genug ist, können Sie sich vielleicht daran erinnern, dass wir schon im Kapitel Ernährung das Thema alkoholische Getränke, wenn auch nur kurz, streiften. Davon abgesehen ist es in unserer aufgeklärten Gesellschaft nahezu unmöglich, noch nicht mitbekommen zu haben, dass Alkohol, vor allem in rauen Mengen, schädlich ist. Das nicht wahrhaben zu wollen und weiter Bier, Wein und mal ein Schnäpschen zu genießen, ist natürlich eine völlig andere Sache (Abb. 1).

Menschen, die einen starken Alkoholkonsum pflegen, machen ihrem Gehirn damit das Leben schwer: Von Neuronen, die in den Suizid getrieben werden, einem reduzierten kortikalen Blutfluss bis hin „zu erhöhtem oxidativen Stress“ (Was das bedeutet? Vgl. Kap. 4). Kein Wunder also, dass das Risiko kognitiver Beeinträchtigungen im Alter unter starken Trinkern

ZWISCHEN MILZ UND LEBER PASST IMMER NOCH EIN EBER
HC

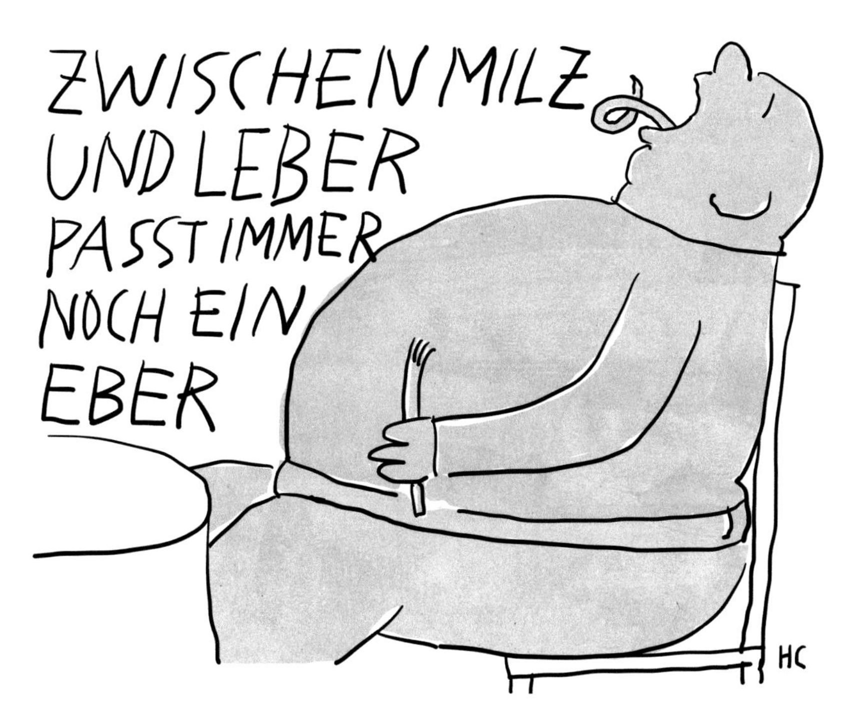

Abb. 1 Die Alternative zu: „Zwischen Leber und Milz passt immer noch ein Pils". Ein Eber ist deutlich voluminöser. (Mit freundlicher Genehmigung von © Henning Christiansen, Hamburg 2020. All Rights Reserved)

höher ist (Schwarzinger et al. 2018; Gupta und Warner 2008). Der Zug für Ihre kognitive Gesundheit ist dagegen schon längst abgefahren, wenn Ihre Mutter während der Schwangerschaft allzu gerne zur Schnapsflasche gegriffen hat. Der vorgeburtliche Alkoholmissbrauch: ein Danaergeschenk Ihrer Eltern. In schweren Fällen, dem sogenannten fetalen Alkohol-Syndrom, führt das sogar dazu, dass das Gehirn beschädigt wird und das Gesicht des Babys sich verformt. Während also der Alkohol-Abusus, also das Saufen bis zum Umfallen, egal in welchem Alter, unumstritten ziemlich schlecht für Körper und Geist ist, ist man sich bei moderatem Alkoholkonsum gar nicht so sicher. Eine aktuelle Metaanalyse fand heraus, dass die Mehrheit der untersuchten Studien zeigte, dass das regelmäßige, geringe Trinken von Alkohol sogar mit einer geringeren Wahrscheinlichkeit, an einer Demenz zu erkranken, assoziiert werden kann (Schwarzinger et al. 2018; Peters et al. 2008). Der Zusammenhang zwischen Alkoholkonsum und dem Risiko einer Demenzerkrankung ist mit großer Wahrscheinlichkeit nach U-förmig (Weltgesundheitsorganisation (WHO) 2019): Man muss die goldene Mitte treffen. Was genau das ist, ist dagegen gar nicht so einfach zu sagen: Die liegt laut besagter Metaanalyse irgendwo zwischen einem Glas im Monat und drei Gläsern am Tag. Für Frauen ist die empfohlene Menge stets geringer; Grund dafür ist, dass der weibliche Teil der Bevölkerung durchschnittlich weniger auf die Waage bringt als der männliche Teil. In jedem Fall ist zu wenig Alkohol weniger gefährlich als zu viel, egal welchem Geschlecht Sie sich zugehörig fühlen. Womit das Glas gefüllt sein soll, darüber herrscht dagegen mehr Klarheit als bei der Menge: bestenfalls Rotwein. Rotwein in geringen Mengen könnte vor dem kognitiven Rückgang schützend wirken (Fischer et al. 2018). Andere meinen, jeder Tropfen ist des Teufels. Einige Forscher argumentieren sogar, dass es gar nicht der Alkohol ist, der in moderaten Mengen gesundheitsfördernd wirkt, sondern andere im Wein enthaltende Inhaltsstoffe wie Polyphenole, chemische Verbindungen, die für den Geschmack des Getränks sorgen (Pinder und Sandler 2004).

Am Morgen einen Joint und der Tag ist dein Freund

Wenn wir in den Dschungel der illegalen Drogen übertreten, wird es immer schwieriger, je weiter wir hineindringen. Es gibt kaum wissenschaftliche Studien, die sich mit der Frage beschäftigen, was der Konsum von Marihuana, LSD oder Kokain mit unseren Hirnzellen im Alter macht. In einer Studie, die den Zusammenhang zwischen regelmäßigem Drogenkonsum und demenziellen Erkrankungen untersuchte, verglichen die Wissenschaftler die Durchblutung des Hippocampus, einer Hirnregion von der bekannt ist, dass diese Erinnerungen verarbeitet (Amen et al. 2017). Über den Hippocampus weiß man außerdem, dass dort der Zellverlust durch die Alzheimer Erkrankung besonders stark ist. Die Ergebnisse zeigten, dass Studienteilnehmer, die regelmäßig Marihuana rauchten, eine geringere Durchblutung im Hippocampus aufwiesen als Studienteilnehmer, die stets tugendsam und abstinent gewesen waren. Es lässt sich also vermuten, dass Kiffer sich nicht unbedingt neuroprotektiv verhalten. Andererseits lassen sich jedoch auch Studien finden, die sogar das Gegenteil behaupten, nämlich dass Cannabinoide die Entstehung von Alzheimer aufhalten könnten (Krishnan et al. 2009). Das könnte darin begründet sein, dass das endogene cannabinoide System in unserem zentralen Nervensystem an der Regulierung neurodegenerativer Prozesse teilhat. Eine Studie zeigt außerdem, dass der Wirkstoff Tetrahydrocannabinol ein Enzym aufhält, das mitverantwortlich für die pathologische Ansammlung von Amyloid-β-Peptiden ist, die ein Marker der Alzheimer Erkrankung sind (Eubanks et al.

2006). Wir wissen also nicht so recht, ob Kiffen schädlich oder förderlich für das Entstehen einer Demenz ist. Tetrahydrocannabinol könnte nämlich auch eine potenzielle medizinische symptomatische Wirkung bei Demenz haben: Der Wirkstoff im Cannabis könnte gegen Agitation, motorische Störungen, helfen und für ein ruhiges Verhalten während der Nacht sorgen (Weier und Hall 2017). Auf der anderen Seite gibt es leider zu wenige klinische Studien, die diese Effekte tatsächlich wissenschaftlich belegen könnten. In einigen Staaten der USA kann medizinisches Marihuana von Ärzten verschrieben werden, wenn eine Demenz vorliegt und Patienten über einen agitierten Zustand klagen (Maust et al. 2016; Abb. 2).

Es ist nicht alles Schnee, was weiß ist

Über den Zusammenhang zwischen psychedelischen, also bewusstseinsverändernden Drogen wie Ecstasy, LSD oder Magic Mushrooms und der Demenz ist bisher wenig bekannt. Beginnen wir mit der Droge Methylendioxy-N-Methylamphetamin, kurz MDMA, dem offiziellen Namen der Droge Ecstasy. MDMA hat eine aufputschende Wirkung und vermittelt dem Konsumenten oft das Gefühl von Verbundenheit und Nähe zu anderen Menschen. Der häufige Konsum von MDMA zeigt einen neurotoxischen Effekt auf das Gehirn (Boot et al. 2000): Unter anderem führt

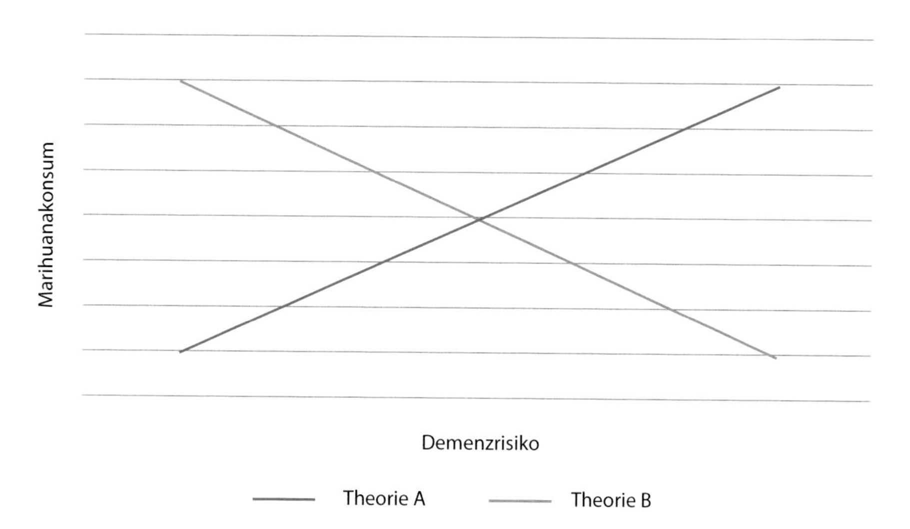

Abb. 2 Je nach Sichtweise ist exzessiver Marihuanakonsum protektiv oder destruktiv für ein Demenzgeschehen

er zu einem verringerten Blutfluss im Gehirn (Herning et al. 2005). Solch ein verringerter kortikaler Blutfluss, argumentieren Forscher, trete auch bei chronischen neurologischen Erkrankungen wie der Demenz auf. Generell wird der Gebrauch von MDMA mit einer geringeren Leistungs- und Funktionsfähigkeit des Gehirns assoziiert (Kalechstein et al. 2007). Weiterhin zeigen Studien, dass die Erinnerungsleistung unter ehemaligen MDMA-Konsumenten schlechter ist (Bolla et al. 1998). Auch Kokain-Abhängige scheinen durchschnittlich ein schlechteres Erinnerungsvermögen als abstinente Menschen zu haben (Jovanovski et al. 2005). In einigen Unterkategorien des Gedächtnisses lässt sich sogar sagen: Je länger und stärker der Kokain-Konsum, desto schlechter die Leistung. Sollte man sich mit diesem Hintergrundwissen und nach einigen Skandalen im Bundestag womöglich Sorgen um eine mögliche drogeninduzierte Vergesslichkeit der Abgeordneten machen? Neben Persönlichkeitsveränderungen, Überdosen und weiteren unschönen Begleiterscheinungen einer ausgewachsenen Sucht hat der wiederholte Konsum bewusstseinsverändernder Substanzen eine negative Wirkung auf die Gesundheit. Die Zahl der Drogentoten in Deutschland liegt bei über 1.300 Menschen (Drogenbeauftragte der Bundesregierung 2020), nicht mitgezählt jene, die an den Folgen ihres Drogenkonsums langsam, aber sicher aus dem Leben scheiden. Kokain und MDMA führen zu starken Veränderungen des Schlafrhythmus und Albträumen. Ähnliche Effekte treten beim Entzug von Marihuana auf (Schierenbeck et al. 2008). Wer über einen langen Zeitraum schlecht schläft, der gefährdet seine Gesundheit (vgl. z. B. Bryant et al. 2004 für den Einfluss auf das Immunsystem). Der häufige Konsum von psychedelischen Drogen kann zu einem Abbau der kognitiven Leistungsfähigkeit führen, auch wenn der Konsum in der Vergangenheit liegt und der Betroffene abstinent ist (Gouzoulis-Mayfrank et al. 2000). Neben den Folgen auf die physische Gesundheit lassen sich die Konsequenzen auf die Psyche weitaus besser verfolgen. Wer drogensüchtig ist, und das gilt nicht nur für psychedelische Substanzen, sondern auch für den Alkohol, der graviert den immer gleichen Handlungsweg in seinem Gehirn ein: den Griff zur Droge. Die neuronale Veränderung im Kopf führt dazu, dass Drogenabhängige alles andere, was nicht Heroin, Koks, Marihuana oder Alkohol ist, nach und nach als weniger wichtig erachten. Wer mit suchtkranken Patienten arbeitet, wird feststellen, dass viele ihre Arbeit, Freunde und Familie und sogar ein Dach über dem Kopf für den stetig steigenden Drogenkonsum aufgegeben haben. Leider liegt das nicht an einer persönlichen Schwäche der Betroffenen, sondern an den neuronalen Veränderungen, die durch den wiederholten Konsum der Droge entstehen und zur Sucht führen. Die von Forschern als am schädlichsten eingeschätzten Drogen in physischen, psychischen und sozialen Auswirkungen auf den Konsumenten als auch auf die Gesellschaft sind Heroin, Crack und auf Platz 1: Alkohol (van Amsterdam et al. 2015; OECD 2019).

Übrigens: Tiere sind auch nicht ohne. Es wurden schon besoffene Vögel beobachtet, die sich fluguntauglich nach Verzehr von vergorenen Früchten das Genick brachen. Es werden immer wieder Igel beobachtet, die das Bier von Schneckenfallen trinken und dann unfähig sind, sich bei Gefahr einzurollen. Eine andere Art von Drogenmissbrauch wurde bei Delfinen beobachtet, diese kauten äußerst behutsam giftige Kugelfische und reichten den Fisch wie einen Joint an Artgenossen weiter.

Kurz und knackig – Auf einen Blick

1. Ein bisschen Alkohol scheint okay zu sein – genießen Sie in Maßen!
2. Zu viel Alkohol dagegen ist sehr schädlich für Ihre körperliche und geistige Gesundheit.
3. Ist Ihnen Ihre geistige Gesundheit wichtig, sollten Sie lieber die Finger von Marihuana, MDMA und Koks lassen!

Die Wundermittel der Pharmaindustrie

Bunte Pillen, Tinkturen und Kapseln gibt es heute für alles, mit den verrücktesten Wirkstoffen: von 2,6-Di-tert-butyl-4-methylphenol-L-(+)-6-O-Palmitoylascorbinsäure-Citronensäure-1-Wasser-Glycerolmonostearat-Propylenglycol über Botox bis Hundemilch-Globuli (Lac caninum). Wir müssen uns mittlerweile um nichts mehr kümmern, denn die Wundermittel der Pharmaindustrie erledigen alles: Keinen Finger müssen wir mehr krümmen. Wer abnehmen will, muss keinen Sport mehr treiben, sondern kann einfach zu Diät- und Schlankheitsmitteln greifen. Wer müde ist, muss nicht mehr schlafen, sondern wirft sich einfach eine Koffeintablette ein. Wer gestresst ist, nimmt `ne Xanax. Niemand braucht mehr Obst und Gemüse zu essen, um gesund zu bleiben, auch dafür gibt es Pülverchen und Tabletten zu schlucken. Nahrungsergänzungsmittel gibt es sogar schon in Form von Schokoladentäfelchen. Hach, was für eine schöne Welt!

Pillen gegen die Demenz

Seitdem die Beliebtheit der Demenzerkrankung steigt, legt sich auch die Pharmaindustrie kräftig ins Zeug, die passenden Medikamente auf den Markt zu bringen. Schon hat sich ein neuer Gruppenname gebildet: Neben Antidepressiva und Antipsychotika kann man nun auch über Antidementiva sprechen. Wenn Sie sich entspannt zurücklehnen möchten, in dem Glauben, sich um Ihre geistige Gesundheit im Alter keine Sorgen mehr machen zu müssen, müssen wir Sie leider enttäuschen: Die Demenz ist nicht heilbar. Der Einsatz von Medikamenten gegen die Demenz würde eigentlich nur lange Zeit vor der Bemerkung von Symptomen, geschweige denn einer Diagnose, Sinn machen – also präventiv (Bachurin et al. 2018). Keine der bisher verfügbaren Medikamente können langfristig etwas gegen eine Demenz ausrichten (Ströhle et al. 2015). Jedenfalls sind den Autoren keine solche Studien bekannt. Wie die verschiedenen Pillen funktionieren und warum das leider nicht das Erhoffte bringt, erklären wir Ihnen jetzt im Detail.

1. Cholinesterasehemmer

Menschen, die unter einer Demenz leiden, haben wortwörtlich lahme Gehirnzellen: Ihre Nervenzellen im Gehirn sind weniger aktiv als bei Gesunden. Dagegen sollen Medikamente helfen, die man Cholinesterasehemmer nennt. Diese enthalten einen Wirkstoff, der den Abbau bestimmter Neurotransmitter verhindern bzw. verlangsamen soll. (Der Name verrät eigentlich schon alles: Den Abbau vom Neurotransmitter Acetylcholin übernimmt die sogenannte Cholinesterase – die wird gehemmt – und schon hat man einen Cholinesterasehemmer.) In Deutschland gibt es drei verschiedene Medikamente dieser Wirkart auf dem Markt: Donepezil, Galantamin und Rivastigimin. Sie sollen dafür sorgen, dass es durch den gehemmten Abbau der Neurotransmitter mehr Neurotransmitter im Gehirn gibt und so die Nervenzellen wieder besser und schneller arbeiten. Auch hier zeigte sich: Ja, die Wirkstoffe können den kognitiven Abbau verlangsamen und werden bei leichter bis mittelschwerer Alzheimer Demenz eingesetzt, aber die Erfolgsquoten sind nicht wie erwünscht wahnsinnig hoch: Ein nicht so hoher Prozentsatz der Studienteilnehmer zeigte durch die Einnahme von (in diesem Fall) Galantamin einen positiven Effekt auf die geistige Leistungsfähigkeit (Abschlussbericht des Institut für Qualität und Wirtschaftlichkeit im Gesundheitswesen 2007). Die Wirkung dieser Medikamente scheint den betroffenen Person etwas Zeit zu verschaffen, aber sie können den Fortschritt der Erkrankung nicht stoppen oder gar umkehren (Sun et al. 2008). Zudem kann die Cholesterinesterasehemmer-Einnahme Nebenwirkungen nach sich ziehen: Die Einnahme von Cholinesterasehemmern kann zu Schwindel, Übelkeit, Erbrechen oder Durchfall führen.

2. Memantin

Unser Gehirn besteht aus Millionen von Nervenzellen, die untereinander u. a. mit Hilfe verschiedener Botenstoffen, den sogenannten Neurotransmittern, kommunizieren. Einer dieser Neurotransmitter heißt Glutamat. Tierexperimente haben gezeigt, dass ein Überschuss von Glutamat im Gehirn mit der Entwicklung einer Alzheimer Demenz zu tun haben könnte. Zu viel Glutamat im Kopf kann dazu führen, dass Nervenzellen absterben. Memantin ist ein Wirkstoff, der verhindert, dass dieser gefährliche Überschuss von Glutamat entsteht (ein Glutamat-Antagonist) (Johnson und Kotermanski 2006). Memantin ist ein vom Bundesgesundheitsamt zugelassenes und überprüftes Medikament, welches auf dieser Basis funktioniert. Tatsächlich kann Memantin den kognitiven Rückgang bei einer Demenz verlangsamen und wird bei moderater und schwerer Alzheimer Demenz eingesetzt. Allerdings ist der klinische Nutzen limitiert. Der Effekt von Memantin auf das Gehirn nach etwa einem Jahr wurde bisher noch nicht untersucht, sodass man keine Auskunft über Langzeiteffekte geben kann (Matsunaga et al. 2015). Nebenwirkungen memantinhaltiger Medikamente sind u. a. Schwindel, Kopfschmerz oder Müdig- bis Schläfrigkeit.

3. Ginkgo Biloba

Im Unterschied zu den zwei bereits beschriebenen Medikamentengruppen ist Ginkgo ein sowohl rezeptfreier als auch rein pflanzlicher Wirkstoff. Ginkgo Biloba ist ein Baum, der aus Asien kommt und den man gut an seiner auffälligen Blattform erkennen kann. Die Gattung des Ginkgo Biloba weilt schon so extrem lange auf diesem Planeten, wie so mancher von uns sich das wünschen würde: Ginkgobäume hat es vermutlich schon vor 250 Mio. Jahren gegeben. Der einzelne Baum kann durchschnittlich bis zu 2000 Jahre alt werden. Das Geheimnis hinter diesem magischen Gewächs sind Wirkstoffe, die in den Blättern enthalten sind. Möglicherweise kann dieser den oxidativen Stress im Gehirn verringern und so das Absterben von Zellen aufhalten, das zeigt z. B. eine Studie mit Ratten (Ilhan et al. 2004). Um oxidativen Stress zu erzeugen, wurden die Tiere den Strahlen von Mobiltelefonen ausgesetzt – ganz wie der normale Mensch im heutigen Alltag – und Ginkgo Biloba hatte einen protektiven Effekt. Daraus lernen wir: Öfter mal das Handy weglegen und sich stattdessen in den Park unter einen Ginkgobaum legen. Bei Menschen mit einer Demenz könnte durch Ginkgo Biloba potenziell ein leichter positiver Effekt auftreten (Weinmann et al. 2010). Na ja, wenn man über einen Zeitraum von circa sechs Monaten mindestens eine Dosis von 200 mg pro Tag einnimmt (Yuan et al. 2017; Abb. 3). Aktuell gilt: Ginkgo Biloba höchstens mit Vorsicht genießen!

Lutschpastillen und Kräutertees

Von den spärlichen wissenschaftlichen Belegen dieser drei Wirkstoffe, die Sie alle mit Sicherheit in Ihrer örtlichen Apotheke finden können, bewegen wir uns nun in noch unsicherere Gefilde: Weiter geht es mit dem homöopathischen und natürlichen Substanzen, die angeblich gegen den kognitiven Rückgang helfen sollen. Sie könnten z. B. versuchen, ob nicht das Lutschen von Aprikosenkernen und Hefewürfeln gegen Ihre geistige Umnachtung wirkt: Die enthalten nämlich reichlich B15, auch als Natriumpangamat bezeichnet. Das Gerücht geht um, dass das die Sauerstoffversorgung der Zellen verbessern soll. Ein weiteres angebliches Wundermittel aus Asien ist die Ginseng-Wurzel: Es gibt fast keine Krankheit, gegen die Ginseng nicht helfen soll, so angeblich auch gegen die Demenz. Wer auf Homöopathie steht, der kann auch hier etwas gegen den kognitiven Rückgang

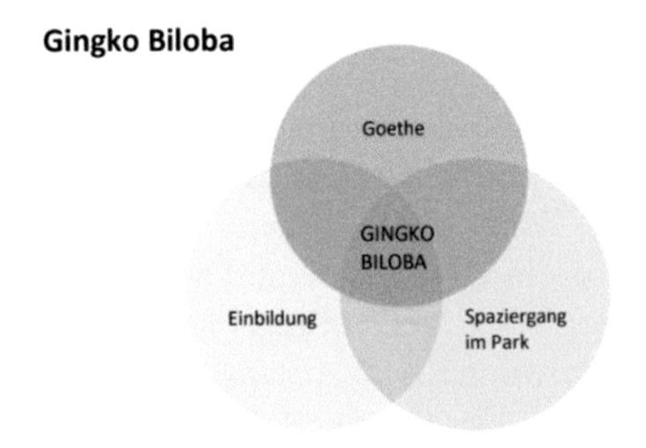

Abb. 3 Vielleicht ist die Einnahme von Ginkgo Biloba die gemeinsame Schnittmenge von Einbildung, Spaziergang im Park und Goethe. Die jeweiligen Anteile mögen variieren

finden: Amber heißen die magischen Kügelchen, deren Wirkstoff in den Verdauungsgängen der Pottwale entsteht. Die Globuli sollen vor allem beruhigend wirken, aber auch gegen Vergesslichkeit und Verwirrung nutzen. Legenden ranken sich auch um Misteln oder Weißdorn und auch Knoblauch soll nicht nur gegen Vampire schützen. Gänzlich bestreiten wollen wir aber nicht, dass es pflanzliche Heilmittelchen gibt, die sich positiv auf unsere geistige Leistungsfähigkeit auswirken könnten (Phu et al. 2020; Perry und Howes 2011): So zeigten wissenschaftliche Studien tatsächlich, dass sich die kognitive und Erinnerungsleistung sowie auch Stimmung von Patienten verbesserten, die regelmäßig Salbei einnahmen (Hamidpour et al. 2014; Akhondzadeh et al. 2003). Nach dieser Studie soll Salbei auch gegen Fettleibigkeit, Diabetes, Depression, Demenz, Lupus, Autismus, Herzerkrankungen und Krebs helfen. Das heißt jedoch nicht, dass Salbei tatsächlich eine pharmakologische Intervention darstellen könnte.

KURZ UND KNACKIG – AUF EINEN BLICK

1. Die Demenz ist nicht heilbar, egal welche Pillen Sie nehmen.
2. Es gibt einige Medikamente, die den Fortschritt einer Demenz allenfalls verlangsamen können. Sie wirken oft nur für einen kurzen Zeitraum, sind mit Nebenwirkungen verbunden und können die Demenz nicht aufhalten.
3. Ebenfalls gibt es kein Mittel, das alleinig präventiv auf die Entstehung einer Demenz wirken kann.

Literatur

Akhondzadeh S, Noroozian M, Mohammadi M et al (2003) Salvia officinalis extract in the treatment of patients with mild to moderate Alzheimer's disease: a double blind, randomized and placebo-controlled trial. J Clin Pharm Ther 28(1):53–59. https://doi.org/10.1046/j.1365-2710.2003.00463.x

Amen DG, Darmal B, Raji CA et al (2017) Discriminative properties of hippocampal hypoperfusion in marijuana users compared to healthy controls: implications for marijuana administration in Alzheimer's dementia. J Alzheimers Dis 56(1):261–273. https://doi.org/10.3233/JAD-160833

Bachurin SO, Gavrilova SI, Samsonova A et al (2018) Mild cognitive impairment due to Alzheimer disease: contemporary approaches to diagnostics and pharmacological intervention. Pharmacol Res 129:216–226. https://doi.org/10.1016/j.phrs.2017.11.021

Bolla KI, McCann UD, Ricaurte GA (1998) Memory impairment in abstinent MDMA („Ecstasy") users. Neurology 51(6):1532–1537. https://doi.org/10.1212/wnl.51.6.1532

Boot BP, McGregor IS, Hall W (2000) MDMA (Ecstasy) neurotoxicity: assessing and communicating the risks. Lancet 355(9217):1818–1821. https://doi.org/10.1016/S0140-6736(00)02276-5

Bryant PA, Trinder J, Curtis N (2004) Sick and tired: does sleep have a vital role in the immune system? Nat Rev Immunol 4(6):457–467. https://doi.org/10.1038/nri1369

Die Drogenbeauftrage der Bundesregierung (2020) Pressemitteilung vom 24. März 2020. Berlin

Eubanks LM, Rogers CJ, Beuscher AE et al (2006) A molecular link between the active component of marijuana and Alzheimer's disease pathology. Mol Pharm 3(6):773–777. https://doi.org/10.1021/mp060066m

Fischer K, Melo van Lent D, Wolfsgruber S et al (2018) Prospective associations between single foods, Alzheimer's dementia and memory decline in the elderly. Nutrients 10(7):852. https://doi.org/10.3390/nu10070852

Gouzoulis-Mayfrank E, Daumann J, Tuchtenhagen F et al (2000) Impaired cognitive performance in drug free users of recreational ecstasy (MDMA). J Neurol Neurosurg Psychiatr 68(6):719–725. https://doi.org/10.1136/jnnp.68.6.719

Gupta S, Warner J (2008) Alcohol-related dementia: a 21st-century silent epidemic? Br J Psychiatr 193(5):351–353. https://doi.org/10.1192/bjp.bp.108.051425

Hamidpour M, Hamidpour R, Hamidpour S et al (2014) Chemistry, pharmacology, and medicinal property of sage (Salvia) to prevent and cure illnesses such as obesity, diabetes, depression, dementia, lupus, autism, heart disease, and cancer. J Irreprod Result 4(2):82–88. https://doi.org/10.4103/2225-4110.130373

Herning RI, Better W, Tate K et al (2005) Neuropsychiatric alterations in MDMA users: preliminary findings. Ann N Y Acad Sci 1053:20–27. https://doi.org/10.1196/annals.1344.003

Ilhan A, Gurel A, Armutcu F et al (2004) Ginkgo biloba prevents mobile phone-induced oxidative stress in rat brain. Clin Chim Acta 340(1–2):153–162. https://doi.org/10.1016/j.cccn.2003.10.012

Institut für Qualität und Wirtschaftlichkeit im Gesundheitswesen (IQWiG) (2007) Cholinesterasehemmer bei Alzheimer Demenz. Abschlussbericht. https://www.iqwig.de/de/projekte-ergebnisse/projekte/arzneimittelbewertung/2010-oder-frueher/a05-19a-cholinesterasehemmer-bei-alzheimer-demenz.1141.html Zugegriffen: 21. Mai 2020

Jovanovski D, Erb S, Zakzanis KK (2005) Neurocognitive deficits in cocaine users: a quantitative review of the evidence. J Clin Exp Neuropsychol 27(2):189–204. https://doi.org/10.1080/13803390490515694

Johnson JW, Kotermanski SE (2006) Mechanism of action of memantine. Curr Opin Pharmacol 6(1):61–67. https://doi.org/10.1016/j.coph.2005.09.007
Kalechstein AD, De La Garza R, Mahoney JJ et al (2007) MDMA use and neurocognition: a meta-analytic review. Psychopharmacology 189(4):531–537. https://doi.org/10.1007/s00213-006-0601-2
Krishnan S, Cairns R, Howard R (2009) Cannabinoids for the treatment of dementia. Cochrane Database Syst Rev 2009(2): CD007204. https://doi.org/10.1002/14651858.CD007204.pub2
Matsunaga S, Kishi T, Iwata N (2015) Memantine monotherapy for Alzheimer's disease: a systematic review and meta-analysis. PLoS ONE 10(4):e0123289. https://doi.org/10.1371/journal.pone.0123289
Maust DT, Bonar EE, Ilgen MA et al (2016) Agitation in Alzheimer disease as a qualifying condition for medical marijuana in the United States. Am J Geriatr Psychiatry 24(11):1000–1003. https://doi.org/10.1016/j.jagp.2016.03.006
OECD (2019) Health at a glance 2019: OECD indicators. OECD Publishing, Paris
Peacock A, Leung J, Larney S et al (2018) Global statistics on alcohol, tobacco and illicit drug use: 2017 status report. Addiction 113(10):1905–1926. https://doi.org/10.1111/add.14234
Perry E, Howes MJR (2011) Medicinal plants and dementia therapy: herbal hopes for brain aging? CNS NeurosciTher 17(6):683–698. https://doi.org/10.1111/j.1755-5949.2010.00202.x
Peters R, Peters J, Warner J et al (2008) Alcohol, dementia and cognitive decline in the elderly: a systematic review. Age Ageing 37(5):505–512. https://doi.org/10.1093/ageing/afn095
Phu HT, Thuan DTB, Nguyen THD et al (2020) Herbal medicine for slowing aging and aging-associated conditions: efficacy, mechanisms, and safety. Curr Vasc Pharmacol. https://doi.org/10.2174/1570161117666190715121939
Pinder RM, Sandler M (2004) Alcohol, wine and mental health: focus on dementia and stroke. J Psychopharmacol 18(4):449–456. https://doi.org/10.1177/0269881104047272
Schierenbeck T, Riemann D, Berger M et al (2008) Effect of illicit recreational drugs upon sleep: cocaine, ecstasy and marijuana. Sleep Med Rev 12(5):381–389. https://doi.org/10.1016/j.smrv.2007.12.004
Schwarzinger M, Pollock BG, Hasan OS et al (2018) Contribution of alcohol use disorders to the burden of dementia in France 2008–2013: a nationwide retrospective cohort study. Lancet Public Health 3(3):e124–e132. https://doi.org/10.1016/S2468-2667(18)30022-7
Ströhle A, Schmidt DK, Schultz F et al (2015) Drug and exercise treatment of Alzheimer disease and mild cognitive impairment: a systematic review and meta-analysis of effects on cognition in randomized controlled trials. Am J Geriatr Psychiatr 23(12):1234–1249. https://doi.org/10.1016/j.jagp.2015.07.007

Sun Y, Lai MS, Lu CJ et al (2008) How long can patients with mild or moderate Alzheimer's dementia maintain both the cognition and the therapy of cholinesterase inhibitors: a national population-based study. Eur J Neurol 15(3):278–283. https://doi.org/10.1111/j.1468-1331.2007.02049.x
van Amsterdam J, Nutt D, Phillips L et al (2015) European rating of drug harms. J Psychopharmacol 29(6):655–660. https://doi.org/10.1177/0269881115581980
Weier M, Hall W (2017) The use of cannabinoids in treating dementia. Curr Neurol Neurosci Rep 17(8):56. https://doi.org/10.1007/s11910-017-0766-6
Weinmann S, Roll S, Schwarzbach C et al (2010) Effects of Ginkgo biloba in dementia: systematic review and meta-analysis. BMC Geriatr 10:14. https://doi.org/10.1186/1471-2318-10-14
World Health Organization (WHO) (2019) Risk reduction of cognitive decline and dementia: WHO guidelines. Risk reduction of cognitive decline and dementia: WHO guidelines. https://www.who.int/mental_health/neurology/dementia/guidelines_risk_reduction/en/. Zugegriffen: 25. Mai 2020
Yuan Q, Wang CW, Shi J et al (2017) Effects of Ginkgo biloba on dementia: an overview of systematic reviews. J Ethnopharmacol 195:1–9. https://doi.org/10.1016/j.jep.2016.12.005

14

Wann Sie besonders aufpassen müssen: Erkrankungen mit erhöhtem Demenzrisiko

Josef Kessler

Inhaltsverzeichnis

Der Autor J.K. erinnert sich, dass er vor langen Jahren ein Seminar an der Uni Bielefeld durchführte mit dem Titel: „Kannibalismus, Rinderwahnsinn, Alzheimer und Co – es gibt verschiedene Möglichkeiten den Verstand zu verlieren – einige sollen in dem Seminar angedeutet werden."

Hier geht es um das Co. Die aufgeführten Erkrankungen sind mit möglichen, aber nicht zwingend mit kognitiven und mnestischen

J. Kessler et al., *Der andere Anti-Demenz-Ratgeber*,
https://doi.org/10.1007/978-3-662-60606-3_14

Einschränkungen assoziiert. Die Häufigkeit, aber auch die Ausprägung variiert und ist oft von der Krankheitsdauer und den damit einhergehenden destruktiven Prozessen bestimmt. Hier eine kleine Enzyklopädie der „Demenz-(un)freundlichen Erkrankungen“:

Alkoholmissbrauch (siehe Kap. 13)

Bei Alkohol (Ethanol) handelt es sich um eine psychoaktive Substanz mit Suchtpotenzial. Der kurzfristige Konsum führt zu einer Dämpfung der Gehirnfunktion durch verstärkte inhibitorische und verringerte exzitatorische Prozesse. Dies äußert sich auf der Verhaltensebene in Form von Sedierung und milder Euphorisierung. Akuter Konsum kann dabei zu Amnesie und Atemproblemen oder sogar zum Tod führen. Langfristiger schädlicher Gebrauch gilt als begünstigender Faktor für viele Krankheiten und Verletzungsarten, darunter Alkoholabhängigkeit und Leberzirrhose sowie Gedächtnisstörungen (Lezak et al. 2004). Besonders schwer und irreversibel sind Gedächtnisstörungen beim Wernicke-Korsakow-Syndrom, ein neuropsychologisches Defizit, welches durch einen Mangel an Vitamin B1 (Thiamin) nach einem jahrelangen übermäßigen Alkoholkonsum auftritt. Kognitive Symptome umfassen neben Gedächtnisstörungen häufig Konfabulationen als auch Orientierungsstörungen und anterograde Amnesie. Starker Alkoholkonsum kann das Gehirn schädigen und ist ein weiterer Risikofaktor für eine Demenz: Er gilt als der Risikofaktor, welcher am stärksten modifizierbar ist. Bei einer Demenz, die unter 65 Jahren auftritt, geht man vom Alkohol als einem der Hauptverdächtigen aus (Schwarzinger et al. 2018).

Borreliose

Borreliose ist eine durch Zeckenstiche übertragbare bakterielle Infektion, die sich auf verschiedene Organsysteme auswirken kann. Sehr häufig kommt es zur Wanderröte auf der Haut und sonstigen allgemeinen Krankheitssymptomen wie beispielsweise Fieber. Die Infektion kann sich sowohl akut als auch chronisch manifestieren. Besonders schwerwiegende Folgen entstehen im Falle der Neuroborreliose, die oft eine Erkrankung des Nervensystems (Enzophalomyelitis) zur Folge hat und es zu neurologischen Beeinträchtigungen kommen kann. Symptome umfassen Taubheitsgefühle, Nervenschmerzen, Lähmungen der Hirnnerven, Meningitis und Seh- und

Hörstörungen. Eine Schätzung der jährlichen Erkrankungen in Deutschland liegt bei 214.000 Fällen. Bezüglich kognitiver Leistungen weisen Menschen mit chronischer Borreliose Defizite in Gedächtnisleistungen und visuoräumlicher Organisation auf (Fallon et al. 2003). Neben einer reversiblen Demenz aufgrund einer akuten Neuroborreliose ist eine Demenz eine typische Folgeerkrankung einer nicht behandelten Borreliose (Kaiser und Fingerle 2009).

Bluthochdruck/Arterielle Hypertonie

Normalerweise wird das Blut durch Druckwellen vom Herzen ausgehend durch die Blutgefäße gepumpt. Dieser ausgelöste Druck wird durch einen oberen (systolischen) und unteren (diastolischen) Blutdruck operationalisiert. Bei einer arteriellen Hypertonie kommt es zu chronischen Blutdruckerhöhungen in den Blutgefäßen. Bei einem systolischen Blutdruck von mindestens 140 mmHg und/oder einem diastolischen Blutdruck von mindestens 90 mmHg gilt der Blutdruck als erhöht. Hypertonie ist sehr verbreitet: Jeder dritte Erwachsene leidet unter Bluthochdruck, bei den 70- bis 79-Jährigen sind es drei von vier Personen. Studien zeigen, dass Menschen mit Hypertonie schlechtere Resultate in den kognitiven Gebieten Gedächtnis, Verarbeitungsgeschwindigkeit, kognitive Flexibilität und Aufmerksamkeit erzielen (Van den Berg et al. 2009). Außerdem ist Bluthochdruck ein großer Risikofaktor eines Schlaganfalls, welcher kognitive Beeinträchtigungen und eine vaskuläre Demenz zur Folge haben kann. Die Demenzinzidenz nach einem Schlaganfall beträgt zwischen 6 % und 33 % und Hypertoniker haben ein 3- bis 4-fach erhöhtes Risiko eines Schlaganfalls (Scheid und Voigt 2005).

Chorea Huntington

Chorea Huntington ist eine erbliche, degenerative Erkrankung, die sich in choreatischen, also unwillkürlichen Bewegungen und Muskelzuckungen bemerkbar macht. Die Prävalenzrate liegt in Europa bei 6 bis 12 Betroffenen auf 100.000 Einwohner. Bei den meisten Betroffenen tritt die Krankheit im mittleren Erwachsenenalter auf. Chorea Huntington beruht auf einem Überschuss an CAG-Gensequenzen an einer bestimmten Stelle des Chromosoms 4. Zu den Kernsymptomen gehören Muskelzuckungen, Überbewegungen oder Bewegungsverarmung und Gleichgewichtsstörungen sowie Verhaltensauffälligkeiten. Im sozialen Kontext verhalten sie sich enthemmt und impulsiv. Neben dieser Art der Persönlichkeitsveränderung treten auch psychiatrische Symptome wie affektive Veränderungen, Angstzustände oder psychotische Symptome auf. Des Weiteren leiden Erkrankte unter kognitiven Beeinträchtigungen wie Gedächtnisstörungen und Konzentrationsproblemen (Lezak et al. 2004). Diese frontale Dysfunktion endet in den meisten Fällen in einer Demenz (Nguyen und Weydt 2018).

Diabetes

Bei Diabetes handelt es sich um eine Stoffwechselkrankheit, welche auch als Zuckerkrankheit bezeichnet wird. Es wird zwischen zwei Typen von Diabetes mellitus unterschieden. Typ-1-Diabetes ist durch eine Funktionsstörung der Zellen in der Bauchspeicheldrüse verursacht, die zu einem Insulinmangel bei den Betroffenen führt. Der Erkrankte muss sich zum Ausgleich Insulin mittels Spritzen verabreichen. Typ-1-Diabetes ist nicht heilbar. Typ-2-Diabetes hingegen betrifft Patienten mit einer Insulinresistenz. Die veränderte Insulinwirkung resultiert aus einer Insulinüberproduktion in der Bauchspeicheldrüse, was zu einer stark beeinträchtigten Empfindlichkeit der Körperzellen für Insulin führt. Wichtige Ursachen für diesen Typ sind Übergewicht und Bewegungsmangel. Typ-2-Diabetes kann durch bestimmte Lebensstiländerungen oder Medikamente geheilt werden. Die Prävalenz für Diabetes steigt kontinuierlich und lag im Jahr 2015 bei 9,8 %, hauptsächlich wegen Typ-2-Diabetes. Patienten zeigen kognitive Defizite in unterschiedlicher Art und Intensität abhängig vom Diabetes-Typ, wobei Typ-2-Diabetes eine starke Assoziation zu kognitiven Einschränkungen aufweist (Zilliox et al. 2016). Parallel dazu haben Männer und Frauen mit Diabetes ein 1,5-faches Risiko an einer leichten kognitiven Beeinträchtigung und ein 1,6-faches Risiko an einer Demenz zu erkranken verglichen mit gesunden Menschen (Cukierman et al. 2005). Typische kognitive Defizite von Diabetes-Patienten sind in nachfolgenden Tabelle aufgeführt (Tab. 1).

Tab. 1 Kognitive Defizite bei Diabetes mellitus Typ 1 und 2

Kognitive Defizite bei Diabetes Typ 1	Kognitive Defizite bei Diabetes Typ 2
• Langsamere Verarbeitungsgeschwindigkeit • Eingeschränkte kognitive Flexibilität	• Langsamere Verarbeitungsgeschwindigkeit • Eingeschränkte motorische Fähigkeiten • Eingeschränkte Exekutivfunktionen • Schlechteres verbales und visuelles Gedächtnis

Depression

Eine Depression kann in vielen Erscheinungsbildern auftreten. Allgemein haben es Betroffene mit gedrückter Stimmung, negativen Gedanken, Antriebslosigkeit und Interessenlosigkeit sowie Aktivitäts-, Konzentrationsverlust und Verlust von Freude zu tun. Des Weiteren ist die Selbstwahrnehmung von Betroffenen stark beeinträchtigt. So berichten Patienten von vermindertem Selbstvertrauen und negativem Selbstwertgefühl. Die Symptome können sich auch somatisch (körperlich) auswirken, beispielsweise durch Schlafstörungen, Appetitlosigkeit und Gewichtsverlust. Depressionen gehören zu den häufigsten psychischen Erkrankungen mit einer Prävalenz von 10,9 % bei Erwachsenen im Alter von 18–65 Jahren in den letzten 12 Monaten. Insbesondere Frauen zwischen 50 und 65 leiden an affektiven Störungen. Depressive Störungen zeigen Zusammenhänge zu kognitiven Einschränkungen. Symptome wie eine verminderte Fähigkeit zu denken oder sich zu konzentrieren sind häufig. Weitere Defizite umfassen unter anderem eine langsamere Reaktionsgeschwindigkeit, Aufmerksamkeits- und Konzentrationsprobleme sowie Störungen im visuellen Lernen und Gedächtnisbeeinträchtigungen. Kognitive Beeinträchtigungen kommen bei 94 % der depressiven Patienten vor (Sachs und Erfurth 2015). Depressionen erhöhen zudem das Risiko, an einer Demenz zu erkranken, um das 2- bis 5-fache (Gutzmann und Qazi 2015).

Epilepsie

Epilepsie beschreibt alle episodischen Wahrnehmungs- und Verhaltensstörungen, die durch eine Hypererregung und Synchronisierung von Neuronen entstehen. Die Prävalenz beträgt ungefähr 1 % in der Gesamtbevölkerung. Am weitverbreitetsten sind motorische epileptische Anfälle, die sich durch unwillkürliche Zuckungen äußern. Häufig haben Epilepsie-Patienten, zusätzlich zu den Verhaltens- und Wahrnehmungsstörungen, auch kognitive Defizite. Das Ausmaß der kognitiven Störung ist abhängig von der Intensität, Frequenz und Dauer der Anfälle sowie dem Alter des Auftretens (Lezak et al. 2004). Neuere Ergebnisse zeigen, dass zwischen Epilepsie und Demenz eine bidirektionale Assoziation bestehen könnte: Menschen mit Epilepsie weisen ein höheres Risiko auf, eine Demenz zu entwickeln, wohingegen Personen mit einigen Prädiktoren für eine Demenz ein stark erhöhtes Risiko für eine Epilepsie haben (Kent et al. 2006). Weitere Komorbiditäten verzeichnet Epilepsie mit anderen psychischen

Erkrankungen, auch folgend aus sozialer Stigmatisierung. Aufgrund der Erkrankung können Betroffene viele Aktivitäten (z. B. Autofahren) nicht ausführen und haben Schwierigkeiten bei der Arbeitssuche (Lezak et al. 2004).

Frühsommer-Meningoenzephalitis (FSME)

Die Frühsommer-Meningoenzephalitis (FSME) ist eine Virusinfektion, die hauptsächlich durch Zeckenstiche übertragen wird. Sie kann nicht von Mensch zu Mensch übertragen werden. Das Infektionsrisiko variiert je nach geografischem Gebiet; in Deutschland sind 0,5–1 % der Zecken infiziert. Schwer betroffen sind fast ausschließlich Erwachsene. Die Infektion verläuft biphasisch: Zunächst kommt es zu grippeähnlichen Symptomen. Es folgen einige symptomfreie Tage, bis sich schließlich die typischen neurologischen Beschwerden (Lähmungen und Bewusstseinsstörungen) zeigen, die auf eine Entzündung des Gehirns (Meningitis, Meningoenzephalitis, Myelitis) zurückzuführen sind. Es kann dabei zu Paresen, Anfällen und lang anhaltenden Kopfschmerzen kommen. Diese zweite Phase manifestiert sich nur bei 5–30 % der Erkrankten, viele bleiben symptomfrei. Die Erkrankung ist in der Mehrheit der Fälle vollständig heilbar. FSME-Erkrankte entwickeln kognitive Defizite, insbesondere in Sprache und Gedächtnis. 55 % der Betroffenen können mit einer leichten kognitiven Beeinträchtigung diagnostiziert werden, das in einigen Fällen eine Vorstufe einer FSME-induzierten Demenz repräsentiert (Gustaw-Rothenberg 2008).

Hirntumor

Primäre Tumoren des Gehirns und der umgebenden Häute sind Neubildungen, die je nach Zellart oder Bösartigkeit unterschieden werden. Nach der WHO-Graduierung ist Grad I gutartig, Grad IV bösartig. Die Gliome sind die häufigsten Gehirntumoren, die sich auch noch weiter nach Zelltypen unterscheiden lassen (z. B. Astrozyten). Tumoren können auch von den Hirnhäuten kommen und werden Meningeome genannt. Auch Metastasen, die von Krebsgeschwüren aus dem Körper kommen, können Tumoren im Gehirn bilden. Die primären Hirntumoren sind relativ selten, sie machen 2 % aller Krebserkrankungen aus und jährlich erkranken in Deutschland 7.040 Menschen daran. Die Symptome sind vielfältig und zeigen asymptomatische Verläufe: Kopfschmerzen, Lähmungserscheinungen, Krampfanfälle, Verhaltensänderungen, aber auch kognitive Defizite verursacht durch die Kompression benachbarter Hirnstrukturen (Lezak et al. 2004). Zudem tritt bei 50–90 % der Patienten folgend auf eine Radiotherapie eine strahleninduzierte kognitive Beeinträchtigung auf. Die kognitive Beeinträchtigung ist gekennzeichnet durch vermindertes verbales und räumliches Gedächtnis, verminderte Aufmerksamkeit und Schwierigkeiten beim Problemlösen, wobei die Inzidenz und der Schweregrad mit der Dauer der Therapie zunehmen. Bei 1,9–5,1 % der Langzeitüberlebenden schreitet diese kognitive Einschränkung zu einer Demenz fort, bei der die Patienten einen fortschreitenden Gedächtnisverlust, Ataxie und Harninkontinenz erleben (Greene-Schloesser und Robbins 2012).

Morbus Parkinson

Die neurodegenerative Krankheit Parkinson betrifft circa 1–2 % der über 65-Jährigen. Durch das Absterben von dopaminergen Neuronen in der Substantia nigra kommt es zu einer Akinese, einer dauerhaften Verlangsamung und Verarmung der Beweglichkeit. Weitere Symptome umfassen Muskelsteifheit (Rigor), Tremor, Störungen der Feinmotorik (Hypokinese) und eine posturale Instabilität. Jedoch müssen nicht alle Symptome bei Stellung einer Diagnose gegeben sein. Neben physischen Beschwerden konnten in 36 % der neu diagnostizierten Parkinsonpatienten kognitive Defizite festgestellt werden. Insbesondere kognitive Anomalien in Exekutivfunktionen, Gedächtnis, verbaler Wortflüssigkeit und visuoräumlichem Denken sind präsent. Längsschnittstudien deuten darauf hin, dass bis zu 75 % der Parkinsonpatienten schließlich eine Demenz entwickeln können. Dazu können sich Depressionen entwickeln oder Halluzinationen auftreten (Williams-Gray et al. 2006).

Multiple Sklerose (MS)

Multiple Sklerose (MS) ist wahrscheinlich eine Autoimmunerkrankung des zentralen Nervensystems mit einer Prävalenz von 0,1 % in der Gesamtbevölkerung. Im Gegensatz zu anderen neurodegenerativen Krankheiten tritt MS häufig im jungen Erwachsenenalter auf. Hierbei kommt es zu einem Abbau der weißen Hirnsubstanz aufgrund einer dauerhaften Demyelinisierung und einer axonalen Schädigung des Gehirns und Rückenmarks. Symptome beinhalten Muskelschwäche und Steifheit der

Extremitäten, Tremor, Gangstörung, Müdigkeit und visuelle Störungen. Der Verlauf der Krankheit ist individuell sehr verschieden und weist eine große Bandbreite an Krankheitsverläufen auf: Von Patienten, die nach 15 Jahren kaum Symptome aufweisen bis hin zu rapiden, graduell verschlechternden Krankheitsbildern mit frühem Mobilitätsverlust (Lezak et al. 2004). Parallel zu den motorischen Einschränkungen entwickeln 50 % der MS-Patienten kognitive Defizite in den Bereichen Aufmerksamkeit, Konzentration, Gedächtnis und mentale Flexibilität (Calabrese et al. 2004). Diese kognitiven Einschränkungen können sich auch in einer Demenz manifestieren: 10–25 % aller MS-Betroffenen leiden unter einer demenziellen Erkrankung (Benedict und Bobholz 2007).

Psychosen/Schizophrenie

Unter Psychosen versteht man eine Gruppe an Zuständen und psychischen Störungen, bei denen Betroffene Geschehnisse und die Realität verändert wahrnehmen. Das Krankheitsbild tritt kulturunabhängig mit einer Prävalenzrate von 3–4 % in der Gesamtbevölkerung auf. Ätiologisch betrachtet kann man Psychosen in zwei Gruppen unterteilen: Psychosen ohne feststellbare Ursache, z. B. Schizophrenie (primäre Psychose), und Psychosen mit feststellbarem Grund, z. B. Konsum von Psychostimulanzien oder organische Erkrankungen wie ein Hirntumor (sekundäre Psychose). Typische Symptome umfassen Wahnvorstellungen, Halluzinationen, Denkstörungen sowie sogenannte Ich-Störungen, bei denen Betroffene die eigenen Gedanken als von anderen gemacht oder beeinflusst wahrnehmen. Neben diesen sogenannten Positiv-Symptomen, welche die normale Wahrnehmung erweitern, gehört auch eine Verringerung von Antrieb und Sozialleben sowie eine gedrückte Stimmung als Negativ-Symptome zum Erscheinungsbild einer Psychose. Zusätzlich können auch kognitive Störungen wie etwa Gedächtnis- und Konzentrationsprobleme oder Zerfahrenheit auftreten. Parallel dazu haben Menschen, diagnostiziert mit Schizophrenie, ein erhöhtes Risiko für eine Demenz (Cai und Huang 2018).

Schädel-Hirn-Trauma

Ein Schädel-Hirn-Trauma (SHT) bezeichnet eine Schädigung des Gehirns aufgrund einer Verletzung des Schädels. Ein SHT geschieht meistens im Zusammenhang mit einem Polytrauma (mehrere gleichzeitige Verletzungen an verschiedenen Körperregionen), es kann jedoch auch durch kleine Verletzungen, welche Hirnblutungen oder -schwellungen verursachen, ausgelöst werden. Verursacht wird ein SHT in den meisten Fällen durch Verkehrsunfälle, Stürze und Schlägereien. Klinisch wird einem SHT je nach Schwere der Verletzung ein bestimmter Grad zugeteilt (leicht, mittel und schwer). Auch die Symptome sind durch den Schweregrad bedingt und umfassen eine große Bandbreite: Kopfschmerzen, Übelkeit, Schwindel, Verwirrtheit, Sehstörungen, Bewusstseinsstörungen (auch: Koma) und Amnesie (bzgl. des Unfalls, Geschehnisse davor/danach). Ein SHT kann schwerwiegende vielseitige kognitive Defizite nach sich ziehen. Menschen mit SHT zeigen unterdurchschnittliche Leistungen in Aufmerksamkeit, verbaler Wortflüssigkeit, Reaktionsgeschwindigkeit, Gedächtnis und Informationsverarbeitung (Dikmen et al. 2009) und ein erhöhtes Risiko für eine Demenz, insbesondere für Patienten ab 55 Jahren mit mittlerem bis schwerem SHT und ab 65 Jahren mit leichtem SHT (Gardner et al. 2014). Pro Jahr erleiden in Deutschland 270.000 Menschen ein SHT (Deutsche Gesellschaft Unfallversicherung 2018).

Schilddrüsenunter- und -überfunktion

Krankheiten der Schilddrüse umfassen die Schilddrüsenunter- (Hypothyreose) und Schilddrüsenüberfunktion (Hyperthyreose) mit einer jeweiligen Prävalenz von 1 %. Schilddrüsenerkrankungen sind durch eine abnormale Produktion des Schilddrüsenhormons bedingt: Bei einer Schilddrüsenunterfunktion liegt eine verminderte oder fehlende Produktion vor, im Gegensatz dazu eine Überproduktion bei der Schilddrüsenüberfunktion. Körperliche Symptome der Schilddrüsenunterfunktion sind Frieren, ein langsamer Pulsschlag, Muskelschwäche und Gewichtszunahme, wohingegen die Schilddrüsenüberfunktion von Schwitzen, einem schnelleren Pulsschlag, einem höheren Blutdruck und Gewichtszunahme gekennzeichnet wird. Beide Erkrankungen können kognitive Symptome nach sich ziehen, z. B. Konzentrationsschwierigkeiten. Studien zeigen die Assoziation zwischen Schilddrüsenüber- und Schilddrüsenunterfunktion mit kognitiven Einschränkungen sowie Demenz (Ganguli et al. 1996; Kalmijn et al. 2000).

Stress

Einer der sichersten Wege zur Demenz ist und bleibt jedoch der Stress. Es steht fest: Um Alterungsprozesse und die frühzeitige Demenz zu fördern, sollten Sie sich Stress aussetzen, statt sich zu entspannen. Das erreichen Sie z. B. dadurch, dass Sie im Supermarkt an der Kasse drängeln, am Bahnsteig pöbeln, Parolen skandieren – in jeder Umgebung, mal links, mal rechts. Blockieren Sie in der Straßenbahn zur Rushhour die Türen (am besten morgens, wenn die Leute sich gerade aus den Betten gequält haben und so richtig mies drauf sind, das bietet eine niedrige Schwelle zum Ausrasten, für kognitive Kontrolle ist es einfach zu früh). In geschlossenen Räumen bietet sich an, viel zu laut Musik zu hören, diese gegebenenfalls rhythmisch mit dem Körper zu untermalen oder schief mitzusingen. Wenn Sie noch etwas schüchtern sind: Laut summen geht auch. Manspreading (das weite, platzeinnehmende Spreizen der Beine im Sitzen, das gerne von Männern ausgeübt wird) kommt immer gut an, Mansplaining (das Unterbrechen und überflüssige Erklären von Dingen, das ebenfalls gerne von Männern, insbesondere gegenüber Frauen, ausgeübt wird) auch, denn damit machen Sie sich garantiert unbeliebt. Unabhängig vom Geschlecht kann man sich natürlich sowieso immer schlecht und rüpelhaft benehmen. Beispielsweise indem man sich als Außenstehender in Gespräche einmischt, die einen nichts angehen, alles lautstark kommentiert, besonders dann, wenn das Gespräch ein sensibles Thema behandelt oder schon leicht emotional aufgeladen ist. Als Themen bieten sich an: die deutsche Grenze vor 1945, der Kniefall von Willi Brandt in Warschau, die hochsubventionierten Hartz-IVler oder dass Lehrer überbezahlt sind. Besonders im Sommer lässt sich der Stress gut provozieren, in überhitzten Bahnen mit ausgefallener Klimaanlage oder im Stau auf der Autobahn, denn die Menschen sind aggressiver, wenn es heiß ist. Stress ist ein Prädiktor für viele Krankheiten, unter anderem Depressionen, Schizophrenie und Krebs, und sowohl direkt als auch indirekt mit kognitiven Störungen assoziiert (Salleh 2008).

KURZ UND KNACKIG – AUF EINEN BLICK

1. Verschiedene Krankheiten bringen kognitive Symptome mit sich, einige sogar eine Demenz.
2. Achten Sie auf Ihre Gesundheit und betreiben Sie Prävention: gesunde Ernährung, Bewegung, wenig Stress, ausreichend Schlaf, Meditation, Verzicht auf/mäßiger Konsum von Alkohol etc.
3. Wenn Sie merken, dass bei Ihnen etwas nicht stimmt, holen Sie sich professionelle Hilfe.

Literatur

Benedict RHB, Bobholz JH (2007) Multiple sclerosis. Semin Neurol 27(1):78–85. https://doi.org/10.1055/s-2006-956758

Cai L, Huang J (2018) Schizophrenia and risk of dementia: a meta-analysis study. Neuropsychiatr Dis Treat 14:2047–2055. https://doi.org/10.2147/NDT.S172933

Calabrese P, Kalbe E, Kessler J (2004) Ein neuropsychologisches Screening zur Erfassung kognitiver Störungen bei MS-Patienten – Das Multiple Sklerose Inventarium Cognition (MUSIC). Psychoneuro 30(7):384–388. https://doi.org/10.1055/s-2004-831083

Cukierman T, Gerstein HC, Williamson JD (2005) Cognitive decline and dementia in diabetes – systematic overview of prospective observational studies. Diabetologia 48:2460–2469. https://doi.org/10.1007/s00125-005-0023-4

Deutsche Gesellschaft Unfallversicherung (2018) Abschlussbericht zum Vorhaben: „Etablierung von ZIEL – ZNS – Interdisziplinäre Schädel-Hirn-Trauma Datenbank zur Steigerung des Evidenzgrads der Leitlinien medizinischer Versorgung". https://www.dguv.de/ifa/forschung/projektverzeichnis/ff-fr0228.jsp. Zugegriffen: 18. Juni 2020

Dikmen SS, Corrigan JD, Levin HS et al (2009) Cognitive outcome following traumatic brain injury. J Head Trauma Rehabil 24(6):430–438. https://doi.org/10.1097/HTR.0b013e3181c133e9

Fallon BA, Keilp J, Prohovnik I et al (2003) Regional cerebral blood flow and cognitive deficits in chronic lyme disease. J Neuropsychiatry Clin Neurosci 15(3):326–332. https://doi.org/10.1176/jnp.15.3.326

Ganguli M, Burmeister LA, Seaberg EC et al (1996) Association between dementia and elevated TSH: a community-based study. Biol Psychiatr 40(8):714–725. https://doi.org/10.1016/0006-3223(95)00489-0

Gardner RC, Burke JF, Nettiksimmons J et al (2014) Dementia risk after traumatic brain injury vs nonbrain trauma: the role of age and severity. JAMA Neurol 71(12):1490–1497. https://doi.org/10.1001/jamaneurol.2014.2668

Greene-Schloesser D, Robbins ME (2012) Radiation-induced cognitive impairment-from bench to bedside. Neuro Oncol 14(Suppl 4):iv37–44. doi: https://doi.org/10.1093/neuonc/nos196

Gustaw-Rothenberg K (2008) Cognitive impairment after tick-borne encephalitis. Dement Geriatr Cogn Disord 26(2):165–168. https://doi.org/10.1159/000150443

Gutzmann H, Qazi A (2015) Depression associated with dementia. Z Gerontol Geriatr 48(4):305–311. https://doi.org/10.1007/s00391-015-0898-8

Kaiser R, Fingerle V (2009) Neuroborreliose. Nervenarzt 80(10):1239–1251. https://doi.org/10.1007/s00115-009-2788-z

Kalmijn S, Mehta KM, Pols HA et al (2000) Subclinical hyperthyroidism and the risk of dementia. The Rotterdam study. Clin Endocrinol (Ocf) 53(6):733–737. https://doi.org/10.1046/j.1365-2265.2000.01146.x
Kent GP, Schefft BK, Howe SR et al (2006) The effects of duration of intractable epilepsy on memory function. Epilepsy Behav 9(3):469–477. https://doi.org/10.1016/j.yebeh.2006.07.005
Lezak MD, Howieson DB, Loring DW (2004) Neuropsychological assessment, 4. Aufl. Oxford University Press, New York
Nguyen HHP, Weydt P (2018) Huntington-Erkrankung. Medgen 30(2):246–251. https://doi.org/10.1007/s11825-018-0190-6
Sachs G, Erfurth A (2015) Kognition bei depressiven Störungen. Psychopraxis. Neuropraxis 18(5):172–179. https://doi.org/10.1007/s00739-015-0281-y
Salleh MR (2008) Life event, stress and illness. Malays J Med Sci 15(4):9–14
Scheid R, Voigt H (2005) Arterielle Hypertonie und Demenz. Nervenarzt 76(2):143–153. https://doi.org/10.1007/s00115-004-1787-3
Schwarzinger M, Pollock BG, Hasan OS et al (2018) Contribution of alcohol use disorders to the burden of dementia in France 2008–2013: a nationwide retrospective cohort study. Lancet Public Health 3(3):e124–e132. https://doi.org/10.1016/S2468-2667(18)30022-7
Van den Berg E, Kloppenborg RP, Kessels RP et al (2009) Type 2 diabetes mellitus, hypertension, dyslipidemia and obesity: a systematic comparison of their impact on cognition. Biochim Biophys Acta 1792(5):470–481. https://doi.org/10.1016/j.bbadis.2008.09.004
Williams-Gray CH, Foltynie T, Lewis SJ et al (2006) Cognitive deficits and psychosis in Parkinson's disease. CNS Drugs 20(6):477–505. https://doi.org/10.2165/00023210-200620060-00004
World Health Organization (WHO) (2019) Hypertonie. https://www.euro.who.int/de/about-us/whd/past-themes-of-world-health-day/world-health-day-2013-focus-on-high-blood-pressure/about-hypertension. Zugegriffen: 12. Mai 2020
Zilliox LA, Chadrasekaran K, Kwan JY et al (2016) Diabetes and cognitive impairment. Curr Diab Rep 16(9):87. https://doi.org/10.1007/s11892-016-0775-x

15

Volle Laustärke und voll leise: Wie Sie das Sensorium nutzen können

Pia Linden

Inhaltsverzeichnis

Augenlicht und Augenstern oder Augen zu und durch

Augen und Ohren sind bekanntlich die zwei Sinne, die sich im Alter am deutlichsten merkbar verabschieden. Zwei Phänomene, die eher an

J. Kessler et al., *Der andere Anti-Demenz-Ratgeber*,
https://doi.org/10.1007/978-3-662-60606-3_15

Bezeichnungen für den Abendhimmel erinnern, sind mitverantwortlich für die Verschlechterung der Sicht. Da wäre zunächst der grüne Star (auch Glaukom), eine Erkrankung, bei der die Nervenfasern der Augen kaputtgehen. Der graue Star (auch Katarakt) dagegen sorgt bloß für eine Trübung der Augenlinse. Im Volksmund wird für gutes Sehen das fleißige Essen von Karotten empfohlen, das sei so gut für die Augen. Ist es auch, genau wie Lebertran, Brokkoli, Süßkartoffeln und Löwenzahnblätter – alle Lebensmittel, die das sogenannte Beta-Carotin enthalten. Vor grünem oder grauem Star kann es Sie jedoch wohl kaum schützen. Sehen Sie es lieber positiv: Praktisch an der Verschlechterung Ihrer Sicht ist natürlich, dass Sie, wohl oder übel, das gefährliche Lesen aufgeben müssen. Ade, kognitive Aktivität! Falls Sie, auch wenn Sie Ihre Lesebrille schon wieder verlegt haben, doch noch etwas vor Ihren Augen erkennen können, haben wir einige Vorschläge für Sie, wie Sie sich erfolgreich des Augenlichtes berauben können.

Tipp 1: Verlegen Sie Ihre Sonnenbrille und schauen Sie direkt in die Sonne!

Sonnenlicht kann die Augen beschädigen, wenn sie regelmäßig ungeschützt UV-Strahlung ausgesetzt werden. Besonders in sonnenreichen Gegenden und in der direkten Nähe von Wasser oder Schnee sind die Augen durch das starke Licht gefährdet. Das kann zu Hornhaut- und Bindehautveränderungen führen, die die Sicht maßgeblich beeinträchtigen (Roberts 2011; Abb. 1).

Tipp 2: Kaufen Sie Leuchtmittel mit starkem, blauem LED-Licht!

Wenn Kinder nachts, nach der elterlich vorgeschriebenen Zubettgehzeit noch heimlich unter der Decke bei schummrigem Licht lesen, wird ihnen oft zur erhofften Abschreckung erzählt, dass davon angeblich die Augen kaputtgingen. Obwohl heute wahrscheinlich kein Kind mehr weiß, wie ein Buch aussieht, können wir Ihnen versichern, das Gegenteil ist der Fall. Dass geringes Licht schlecht für die Augen sei, kann wissenschaftlich nicht belegt werden. Gefährlicher ist es dagegen, wenn das Licht zu grell ist: nämlich bei LED-Lampen. Damit die LED-Leuchte weiß leuchtet, werden blaue und gelbe Lichtstrahlen gemischt. Die blauen Strahlen allerdings sind sehr wahrscheinlich schlecht für unsere Retina und können Grund

Warum man in Deutschland die Augen zusammenkneift
um jemandem einen bösen Blick zuzuwerfen
weil die Sonne so grell scheint

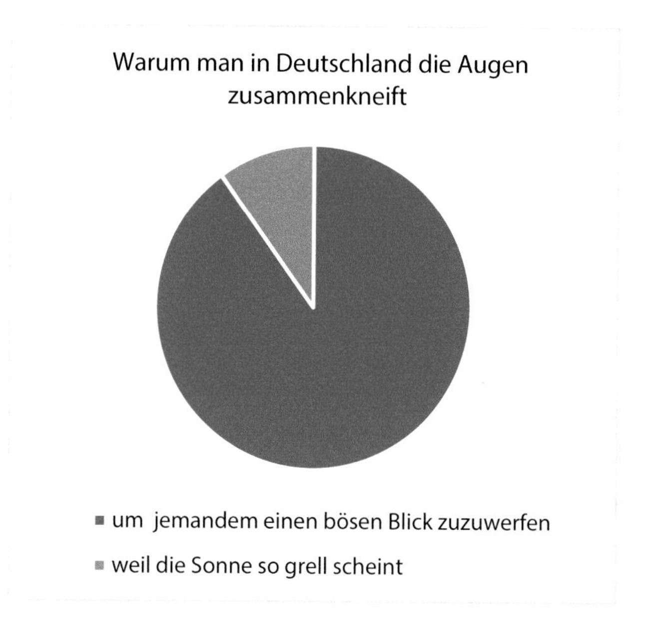

Abb. 1 Offensichtlich machen wir die Augen überwiegend nur dann zu, wenn wir jemandem übel gesonnen sind. Sonne und Scheinwerfer spielen eine untergeordnete Rolle

für eine altersbedingte Makuladegeneration sein (Krigel et al. 2016). Das blaue Licht scheint außerdem unsere Tag-Nacht-Rhythmik zu beeinflussen und kann dazu führen, dass wir abends Probleme beim Einschlafen haben (Chang et al. 2015). Die meisten LED-Lampen auf dem Markt, zumindest in der EU, haben aber einen regulierten, niedrigen Anteil von blauem Licht. Mittlerweile gibt es außerdem LED-Lampen mit einer gelb-orangen Färbung, bei denen das blaue Licht fast vollständig herausgefiltert wird. Nur das Smartphone und den Computer sollte man abends lieber in der Ecke liegen lassen, oder zumindest die Bildschirmhelligkeit in den sogenannten „Nachtmodus" stellen. Ob das jedoch tatsächlich hilft, ist bisher noch unklar. Greifen Sie zur Sicherheit also lieber wieder zu Taschenlampe und Buch unter der Bettdecke.

Tipp 3: Hängen Sie Tag und Nacht vorm Bildschirm!

Abgesehen davon, dass die blauen Lichtstrahlen des Handy- oder Computerbildschirms unsere zirkadiane Rhythmik stören, scheint die intensive Nutzung elektronischer Geräte auch Risiken für die Gesundheit unserer Augen zu bergen. Vom Fernsehen bekommt man zwar keine viereckigen Augen, so wie das Eltern gerne ihren Kindern weismachen wollen, aber mehr als die Hälfte der Menschen, die länger als ein paar Stunden kontinuierlich vor einem Bildschirm sitzen, bemerken, dass das eine spürbare Wirkung auf die Augen hat. Vor allem liegt es daran, dass wir beim konzentrierten Schauen auf die hell erleuchtete Tafel das Blinzeln vergessen (pro Minute vermindert sich die Anzahl des Blinzelns auf die Hälfte) und unsere Augen so austrocknen. Das kann dazu führen, dass die Augen nach einiger Zeit vor dem Bildschirm gerötet und gereizt sind, brennen, jucken oder flimmern. Ernsthafte Schäden müssen dadurch aber nicht unbedingt entstehen, allerdings sind die Augen dadurch schlechter vor Entzündungen (z. B. einer Bindehautentzündung) geschützt (Bali et al. 2014). Eventuell gibt es auch einen Zusammenhang zwischen der Trockenheit der Augen und dem Entstehen von oxidativem Stress auf die Zellen im Auge (Wakamatsu et al. 2008). Es lassen sich sogar Forschungsarbeiten finden, die die weltweite Zunahme an Kurzsichtigkeit mit der vermehrten Verwendung

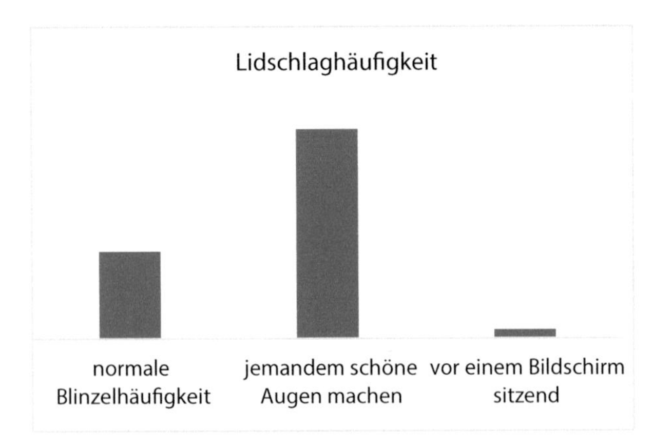

Abb. 2 Der Lidschlag ist wohl die schnellste körperliche Bewegung, zu der wir Menschen ohne größere Mühe in der Lage sind. Warum wir das besonders häufig einsetzen, wenn wir jemanden „anbaggern", ist noch nicht final geklärt

elektronischer Geräte in Zusammenhang bringen – so wirklich klar ist das aber längst noch nicht (Parveen et al. 2015). Lange vor dem Computer zu sitzen hat außerdem oft auch den nützlichen Nebeneffekt, dass Sie neben Ihren Augen auch Ihrem Rücken schaden: Die meisten Menschen sitzen in einer unnatürlichen und verkrümmten Haltung vor dem Bildschirm (Abb. 2).

Wachsende Ohren und wachsende Kommunikationsprobleme

Und das Hören? Fast schon ironisch ist es, dass man mit steigendem Alter zwar immer größere Ohren bekommt, das Hören selbst aber immer schlechter wird. Die schleichende Altersschwerhörigkeit nennt man Presbyakusis und sie ist ein ganz normaler Prozess, der jeden von uns ereilen wird. Verstärkt und beschleunigt werden kann die Altersschwerhörigkeit allerdings auch, vor allem durch Lärmbelastung, aber auch durch bestimmte Erkrankungen oder die Einnahme von einigen Medikamenten. Laut Weltgesundheitsorganisation (WHO) leiden circa 50 % der über 65-Jährigen an einer Hörbehinderung (Weltgesundheitsorganisation (WHO) 2002a, b). Eigentlich ist die Schwerhörigkeit aber eine milde Gabe des Älterwerdens, befreit sie einen schließlich davon, das dumme Geschwatze seiner Mitmenschen ertragen zu müssen. Leider heißt das aber auch, dass es schwieriger wird, in Gesprächen ordentlich seinen Senf dazuzugeben, zumindest passend. Zusammenhanglose Beschimpfungen können Sie natürlich immer noch beisteuern, als seien Sie auf einem AfD-Parteitag. Der Verlust des Hörsinns führt jedenfalls sicherlich zu Kommunikationsschwierigkeiten, eventuell sogar unabhängig Ihrer politischen Gesinnung. Das wiederum sorgt für reichlich Frustration, abnehmendes Selbstvertrauen und schließlich zu sozialem Rückzug und Isolation. Optimal also für die Förderung der Demenz! Mehr zu Einsamkeit und Demenz erfahren Sie im nächsten Kapitel. Eine weitere gute Nachricht ist, dass Sie an Ihrer vollständigen Ertaubung mitwirken können. Eine schlechte Nachricht ist, dass der ganze Aufwand hin ist, sobald Ihnen jemand ein Hörgerät aufgeschwatzt hat. Hier kommen unsere drei Tipps, wie Sie Ihren Hörsinn verlieren, ohne sich wie Vincent van Gogh dafür das Ohr abschneiden zu müssen.

Tipp 1: Den Lärmpegel erhöhen!

Die Stille ist ab sofort Ihr absoluter Feind. Hören Sie, egal wo, egal wann, pausenlos laute Musik mit kleinen In-Ear-Kopfhörern. Am besten Heavy-Metal, Hard-Rock oder Techno: Geben Sie sich stundenlang die volle Dröhnung. Um noch weitere Stresskomponenten hinzuzufügen, können Sie zuhause die Lautsprecher auf volle Lautstärke stellen, auch gerne beim Fernsehen, und sich unmittelbar daneben setzen, damit die Schallwellen in voller Breite zuschlagen können. Öffnen Sie doch die Fenster und lassen Sie Ihre Nachbarn teilhaben, ganz nach dem Motto: Geteilte Freude ist doppelte Freude. Falls es Kinder in Ihrer Nähe gibt, egal ob es die eigenen sind, die Enkel oder Nachbarsblagen: Sorgen Sie dafür, dass die Halbwüchsigen Schlagzeug oder Trompete lernen (optional auch andere Blasinstrumente). Bestenfalls findet der Unterricht zuhause statt und fleißig geübt werden soll natürlich auch. Keine Instrumente werden benötigt, wenn genügend Kinder auf einem Haufen vorhanden sind. Dankbar für die Ertaubung und auch den schrillenden Tinnitus sind pädagogische Berufe, Lehrer z. B. können sich freuen. Verzichten Sie auf den Lärmschutz am Arbeitsplatz, vor allem wenn die Belastung bei mehr als 85 Dezibel liegt (Fink 2017). Lassen Sie die Geräuschampel konstant rot leuchten! Warum unser Hören so schlechter wird? Grund dafür sind die Haare. Also die Haare in Ihren Ohren. Allerdings nicht die, die man von außen sehen kann, sondern die, die sich ganz weit hinten in Ihrem Innenohr befinden: Die Haarzellen. Sie übertragen die vom Ohr aufgenommenen Schallwellen weiter in unser Gehirn, wo sie dann in Geräusche und Laute übersetzt werden. Im Laufe unseres Lebens, definitiv ab dem 50. Lebensjahr, werden es immer weniger Haarzellen in unseren Ohren (und immer mehr Haare auf den Ohren). Ihr Absterben führt dazu, dass die Übertragung der Schallwellen in das Gehirn schlechter funktioniert. Haarzellen sind äußerst empfindlich und können nicht nachwachsen. Eine zu starke und kontinuierliche Lärmbelastung führt dazu, dass sie vermehrt absterben. So kann der graduelle Prozess der Altersschwerhörigkeit verstärkt werden (Lim 1986) (Abb. 3).

Warum man in der Öffentlichkeit Kopfhörer trägt
um das Schwatzen der anderen nicht hören zu müssen
um Musik zu hören

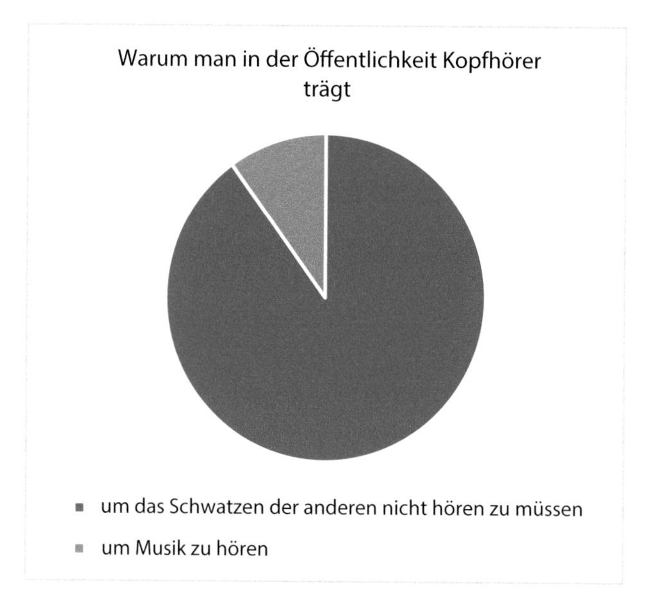

Abb. 3 Die Schallisolierung nach außen hin hat vielleicht manchmal auch Nachteile, nicht immer wird nur geschwatzt, manchmal erfährt man auch von relevanten Gerüchten

Tipp 2: Vergiften Sie Ihre Ohren mit Medikamenten und verschleppten Entzündungen!

Schon lange ist bekannt, dass einige Medikamente eine hörschädigende Nebenwirkung haben können (Arslan et al. 1999). Dann spricht man von Ototoxizität, was wörtlich übersetzt „Ohrgiftigkeit" bedeutet. Ototoxische Wirkstoffe sind unter anderem solche, die tödliche Krankheiten bekämpfen, wie Cisplatin und Carboplatin (werden zur Bekämpfung von Krebs eingesetzt) (Langer 2013) oder Aminoglycosid (ein Antibiotikum, das u. a. bei der Behandlung von Tuberkulose verwendet wird) (Huth et al. 2011). Aber auch in anderen Medikamenten werden sie vermutet, z. B. in harntreibenden Medikamenten mit der Wirkkomponente der Schleifendiuretika (werden bei Ödemen, vor allem der Lunge eingesetzt) oder der Wirkstoff Acethylsalicylsäure, der auch in der Schmerztablette Aspirin enthalten ist. Der Deutsche Schwerhörigenverband führt eine lange Liste mit Medikamenten, die das Innenohr beschädigen können.

Mit dem Ziel vor Augen, schwerhörig oder taub werden zu wollen, sollten Sie außerdem vermeiden, eine Mittelohrentzündung rechtzeitig zu behandeln. Bei Schmerzen im Ohr sollten Sie auf keinen Fall sofort zum

Arzt marschieren, warten Sie lieber einige Wochen, besser noch Monate oder Jahre. Bleiben Mittelohrentzündungen unbehandelt oder entwickeln Sie sich zu chronischen Entzündungen, können sie dazu führen, dass es zu einem Hörversagen kommt (Paparella et al. 1972).

Tipp 3: Seien Sie eitel und verweigern Sie ein Hörgerät!

Die famosen Haarzellen in unseren Ohren kann die moderne Wissenschaft noch nicht nachbauen, gegen Schwerhörigkeit gibt es aber ein anderes Mittel: ein Hörgerät! Liegt der Grund für das schlechte Hören an einer anderen Komponente im Ohr, lässt sich hier mittlerweile sogar operativ eingreifen. In den meisten Fällen aber reicht es, wenn man sich ein kleines Gerät hinter oder in das Ohr klemmt, oder korrekt ausgedrückt: die Verwendung eines Hinter-dem-Ohr-Hörgeräts oder eines Im-Ohr-Hörgeräts. Da die Lösung so einfach ist, sollte man sie auch früh wählen. Wenn das Hören merklich schlechter wird, und wir versprechen Ihnen, wenn Sie es nicht merken, dann aber auf jeden Fall Ihre Mitmenschen – gehen Sie zum Ohrenarzt. Sobald der sagt, Sie bräuchten ein Hörgerät, legen Sie sich auch eines zu. Es sei denn, Sie erfreuen sich an Kommunikationsproblemen und Missverständnissen und möchten Ihre Schwerhörigkeit für die Provokation der Demenz wahren. Dann raten wir Ihnen natürlich unbedingt vom Kauf eines Hörgeräts ab und empfehlen Ihnen den sozialen Rückzug, alsbald das Hören schlechter wird. Tipps und Tricks für Schwierigkeiten des verbalen Austauschs sind: Verheimlichen Sie gegenüber Ihren Mitmenschen, dass Sie Probleme mit dem Hören haben. Täuschen Sie vor, dass Sie alles verstanden hätten, was Ihr Gegenüber sagte. Sie können es ja mit Lippenlesen probieren, das ist für Anfänger sowieso fast unmöglich, oder einfach wild drauflos raten (definitiv amüsant). In jedem Fall sollten Sie sich nach den ersten missglückten Versuchen verschämt aus dem Sozialleben zurückziehen, sich zuhause einsperren und vereinsamen, so steigt auch die Wahrscheinlichkeit einer Demenzerkrankung (Thomson et al. 2017).

Pop, Polka und Demenz

Wer es jedoch geschafft hat, das Ziel Demenz mit intaktem Hörsinn zu erreichen, den erwarten kuriose Überraschungen. Forscher der Universität Cremona untersuchten zwei Patienten mit einer frontotemporalen Demenz und beobachteten, dass sich deren Musikgeschmack nach der Erkrankung stark veränderte. Patient Nr. 1 hörte sein Leben lang klassische Musik und beschrieb Popmusik als „bloßen Lärm" – bis er an dieser bestimmten Form der Demenz erkrankte. Ein Wendepunkt seines musikalischen Geschmacks – nach der Diagnose wurde der Patient plötzlich größter Fan einer italienischen Popband. Auch die zweite Patientin wurde nach obiger Erkrankung Fan von populärer Musik und teilte auf einmal den Musikgeschmack ihrer 11-jährigen Enkeltochter (Geroldi et al. 2000). Noch grotesker ist die musikalische Geschmacksverzerrung in einer anderen Fallstudie: Ein Patient, diagnostiziert mit einer semantischen Demenz, der seit seiner Erkrankung wie aus dem Nichts ein Fan von Polka, Musik zur Begleitung des gleichnamigen tschechischen Volkstanzes, wird. Die Forscher beobachteten, dass der demenzkranke Patient sich fast jeden Tag in sein Auto in der Garage setzte und 12–18 h Polka-Musik hörte (Boeve und Geda 2001). Ob das nur ein außergewöhnlicher Einzelfall ist oder Sie nun begründete Angst haben müssen, dass Sie sich den Rest Ihres Lebens freiwillig in einem kleinen Raum mit schrecklicher Musik beschallen werden (und dies auch noch genießen), bleibt offen. Weniger bizarr werden diese außergewöhnlichen Befunde, wenn man in Betracht zieht, dass die frontotemporalen Demenzen die frontalen Bereiche des Gehirns betreffen. In diesen Teilen des Gehirns befinden sich Strukturen, die unsere Persönlichkeit und unsere persönlichen Vorlieben prägen (Gazzaniga et al. 2014). Das fanden Forscher schon heraus, als die Wissenschaft um das Gehirn noch in den Kinderschuhen steckte: Einer der berühmtesten neurowissenschaftlichen Patienten, ein Eisenbahnarbeiter namens Phineas Gage, erlitt nach einem Unfall starke Schäden im frontalen Gehirnbereich. Bildlich ausgedrückt: Eine Eisenstange schoss durch seinen Kopf und nahm alles mit, was auf dem Weg von Wangenknochen zu Schädeldecke im Weg war. Trotz Unfall und ein paar Gramm weniger Gehirn erholte sich Phineas Gage überraschenderweise – aber wurde nach dem Unfall zu einem anderen Menschen. Plötzlich wurde der zuvor als freundlich und ruhig beschriebene Mensch ungeduldig, kindisch und unzuverlässig. Seine starken Persönlichkeitsveränderungen und Impulskontrollstörungen ließen Forscher darauf schließen, dass in den beschädigten Teilen des Gehirns, dem sogenannten präfrontalen und orbitofrontalen Kortex, wichtige Informationen über unseren Charakter gespeichert sind (Ratiu et al. 2004). Bei einer frontotemporalen oder semantischen Demenz wird zwar keine Eisenstange durch den vorderen Bereich des Gehirns geschossen, aber auch hier sind die Nervenzellen an ähnlicher Stelle betroffen. Kein Wunder also, wenn Ihre persönlichen Vorlieben aus dem Nichts eine 180°-Wende vollziehen!

Haben Sie die Nase schon voll?

Der Geruchssinn ist ein Sinn, dessen Bedeutsamkeit wir im Alltag oft unterschätzen: Schließlich sind wir keine Drogenspürhunde, die mit ihrer feinen Nase sogar kleinste Überreste von jeglichen illegalen Aufputsch- und Beruhigungsmitteln erschnüffeln können. Nein, wir Menschen, wir stecken unsere Nasen höchstens mal in eine wohlriechende Blume im Vorgarten, ziehen sie hoch, wenn wir Schnupfen haben oder es in einer öffentlichen Toilette so richtig übel riecht. Leider gibt es noch keine Anleitung dafür, woran Sie riechen müssen, um eine Demenz zu entwickeln. Was aber hat der Geruchssinn mit der kognitiven Gesundheit zu tun? Die Antwort ist nicht besonders befriedigend: Vielleicht gibt es eine Verbindung, aber welche, das wissen Forscher heute leider nicht. Bei Menschen, die von der Parkinson Erkrankung betroffen sind, tritt schon Jahre vor dem Auftreten der klassischen Symptome eine starke Verschlechterung bis Dysfunktion des Geruchssinns auf (Shah et al. 2009). Morbus Parkinson ist eine neurodegenerative Erkrankung, bei der durch den Abbau von bestimmten Zellen im Gehirn nicht nur die motorische Aktivität, sondern auch kognitive Fähigkeiten abgebaut werden können. Patienten, die von dieser Krankheit betroffen sind, entwickeln außerdem oft eine sogenannte Parkinson-Demenz. Die Auftretenswahrscheinlichkeit von Morbus Parkinson und gleichzeitigem Geruchsverlust wird auf 45–90 % geschätzt (Haehner et al. 2009), was in der modernen Forschung eine extrem hohe Zahl ist. Bei einem unvollständigen Verlust der Riechfähigkeit spricht man von Hyposmie, bei einem vollständigen Verlust von Anosmie. Einhergehend mit dem Verlust des Geruchs ist außerdem oft die Verminderung des Geschmackssinns. Der Grund dafür ist, dass überraschenderweise das Schmecken zu großen Teilen über die Übertragung des olfaktorischen Nervs erfolgt. In der Forschung wird zunehmend argumentiert, dass man zur Diagnose der Parkinson Erkrankung doch einfach einen Geruchstest einsetzen könnte. Auch Alzheimer wird oft begleitet vom Verlust des olfaktorischen Sinnes. Gleichermaßen wird hier in der Forschungsgemeinde das Bestreben laut, die Diagnose von kognitiven Einschränkungen wie der Demenz mit einem Geruchstest zu ergänzen (Quarmley et al. 2017). Warum jedoch scheint der Verlust des Geruchssinns gemeinsam mit dem Verlust kognitiver Fähigkeiten aufzutreten? Genau geklärt ist dies noch nicht, aber es gibt Vermutungen. Der gängigste Erklärungsversuch hat damit zu tun, wie der Geruch von dem Objekt vor unserer Nase über die Nervenbahnen bis hin zu der Wahrnehmung in unserem Gehirn gelangt. Der Autor Martin Reisenberg bringt es mit seinem Zitat auf den Punkt: „Eine gute Nase verfügt vor allem über eines: einen guten Draht zum Hirn!". Die Übertragung des Geruchs- und eben zum Teil auch des Geschmackssinns ins Gehirn erfolgt über einen der 12 Hirnnerven, dem sogenannten Vagusnerv, auch als olfaktorische Bahn bezeichnet. Sowohl bei der Parkinson als auch bei der Alzheimer Erkrankung spielt das Protein Alpha-Synuclein eine Rolle. In beiden neurodegenerativen Krankheiten häuft es sich im Gehirn pathologisch an und verursacht somit die Funktionsunfähigkeit der Neuronen. Bei Morbus Parkinson beobachtete man, dass diese Aggregation des Alpha-Synuclein-Proteins im Bulbus olfactorius am Ende der olfaktorischen Bahn beginnt und sich von dort nach und nach in andere Teile des Gehirns ausbreitet (Lücking und Brice 2000). Das könnte die Erklärung dafür sein, dass der Geruchssinn eine der ersten Beeinträchtigungen ist, die sich bei Parkinson, Alzheimer und auch anderen Formen der Demenz, wie der Lewy-Körperchen-Demenz, zeigen.

Jeder nach seinem Geschmack

Wer den Zwiebelkuchen mit Zucker würzt, der hat entweder eine irritierende Geschmackspräferenz, einen Geschmacksverlust oder eine weit fortgeschrittene Demenz. Schlechter Geschmack führt zwar nicht zur Entwicklung einer Demenz, aber eine Begleiterscheinung der Demenz ist der Verlust des Geschmacksinns. Unter- oder Mangelernährung scheint bei demenziellen Erkrankungen keine Seltenheit zu sein. Das mag vielleicht daran liegen, dass man einfach vergisst, ob man schon zu Mittag gegessen hat oder nicht (Unser Tipp: Im Zweifel die fragliche Mahlzeit einfach wiederholen!), es kann aber auch darin begründet liegen, dass die Mahlzeit, die einem vorgesetzt wird, nicht so mundet. Wem der Appetit vergangen ist, der isst den Teller nicht leer. Für die neuronale Verarbeitung von Geschmack ist unter anderem eine Region im Gehirn zuständig: die Insula. Hier liegt der sogenannte primäre gustatorische Cortex. Den Namen hat sich die Inselrinde dadurch verdient, dass sie wie eine Insel unterhalb der fünf Lappen der

Großhirnrinde und der Operculum frontale schwimmt. Die Dysfunktion dieser Gehirnregion wird mit kognitiven Störungen in Verbindung gebracht (Suto et al. 2014). Zum einen sind das gute Nachrichten: Man kann Sie, falls Sie die Diagnose Demenz entwickelt haben, also nicht mehr für Ihre Geschmacksverirrungen verantwortlich machen, Sie können so viel über das Essen anderer meckern, wie Sie wollen, und es dann bei Beschwerden auf Ihre kaputte Insula schieben. Zum anderen bedeutet es, dass Ernährung ein wichtiges Thema bleibt: Nicht nur präventiv, also vor der möglichen Entstehung einer Demenz, sondern auch nach Diagnosestellung. Besonders bei Patienten im fortgeschrittenen Stadium der Demenz muss darauf geachtet werden, dass Sie nicht nur gesund, sondern auch genug essen (Suto et al. 2014).

Finger weg! Anfassen verboten!

Genauso wie bei dem Geschmack gibt es keine kausale Verbindung zwischen der Nutzung Ihres Tastsinns und der Entstehung einer Demenz. Es ist nicht bekannt, dass zu viel oder zu wenig Berührung auf irgendeine abstrakt-absurde Weise in einem Zusammenhang mit dem Risiko stehen könnte, eine Demenz zu entwickeln. Rein poetisch allerdings lässt sich körperliche Distanz und absolute Berührungsvermeidung natürlich sehr gut mit Einsamkeit und Isolation assoziieren. Und diese beiden Schurken machen ja bekanntlich allzu gerne Geschäfte mit der Demenz (Mick et al. 2014). Dass körperliche Nähe glücklich macht, ist auch nichts Neues. Dafür sorgt eine ganze Palette an Hormonen und Neurotransmittern. Das ist nicht nur bei Menschen, sondern auch bei Affen so: Bei Primaten sorgt das gegenseitige Kraulen und Läuse-aus-dem-Fell-Picken für Entspannung, fördert soziale Bindungen und schüttet Endorphine, auch als „Glückshormone" bezeichnet, aus (Dunbar 2010). Beginnen Sie also sofort, Ihren Partner (falls vorhanden, alternativ andere nahestehende Personen) regelmäßig zu lausen. Durch angenehmen Körperkontakt wird außerdem das Hormon Oxytocin ausgeschüttet, welches in der Presse den Namen „Kuschelhormon" verliehen bekommen hat. Oxytocin spielt eine wichtige Rolle vor allem bei der Entstehung und Aufrechterhaltung der Mutter-Kind-Bindung und der Bindung zwischen intimen Partnern. Wird Oxytocin in unserem Körper ausgeschüttet, empfinden wir Vertrauen, Empathie und Nähe zu anderen Personen. Des Weiteren senkt Oxytocin den Bluthochdruck und fördert die Wundheilung (Beetz et al. 2012): Das sind doch genug Gründe zum Schmusen!

Bei Demenzpatienten scheinen physische Berührungen und Massagen erfolgreich eingesetzt werden zu können, um Begleitsymptome der Erkrankung, wie Angst, Erregungszustände und Depression, zu beschwichtigen. Fünfeinhalb Minuten, fanden Forscher in einer Studie heraus, sind genug, um Angstzustände effektiv zu mildern (Kim et al. 1999). Auch eine Handmassage kann die Pulsrate bei einer demenzkranken Person herabsenken, ein physiologisches Maß der Entspannung (Viggo Hansen et al. 2006). Allerdings gibt es bisher noch wenig wissenschaftliche Studien und die vorhandenen unterstreichen, dass diese körperlichen Therapieformen bestenfalls nur ein Bestandteil einer multimodalen Therapie sind.

Fünf und die Demenz

Das Alter ist mit einer Abnahme aller Sinne verbunden, auch ganz ohne den zusätzlichen demenziellen Bonus. Die Verschlechterung der Wahrnehmung auf allen fünf Kanälen ist von Person zu Person verschieden, wer allerdings

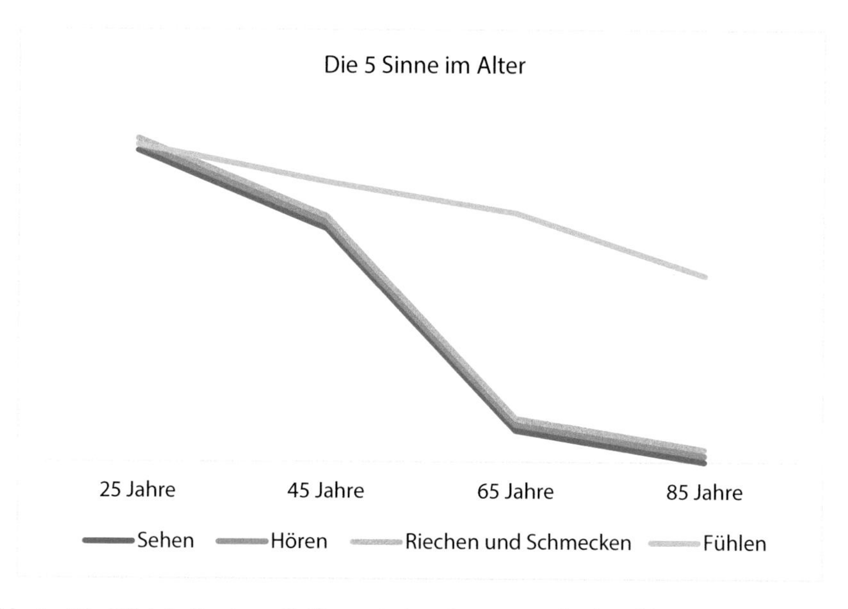

Abb. 4 Die Fähigkeit, einen Reißnagel als spitz zu empfinden, bleibt bis in das hohe Alter erhalten, alles andere geht den Bach runter

sein Leben lang gut und rücksichtsvoll vor allem mit Augen und Ohren umgeht, der hat möglicherweise einen kleinen Vorsprung bei der Erhaltung seiner Sinne. Unsere Sinne sind unsere Verbindung zur Außenwelt, alles, was um uns herum geschieht, nehmen wir über unsere Sinnesorgane auf und schicken die Informationen weiter ans Gehirn, wo sie verarbeitet werden. Je schlechter unsere Sinne funktionieren, desto schwieriger wird es auch, mit der Welt da draußen zu kommunizieren. Menschen, die im Alter schlecht hören, beginnen, soziale Situationen zu vermeiden und sich zurückzuziehen. Wer Probleme mit dem Sehen hat, verliert die Lust am Lesen oder an anderen kognitiven Aktivitäten. Bei einer Demenz ist der Verlust der Sinne oft noch stärker ausgeprägt als im normalen Alterungsprozess. Das kann bei Demenzpatienten zu Verwirrung, Frustration oder Erregungszuständen bis hin zu Aggression führen. Daher ist es wichtig, Menschen, die unter einer Demenz leiden, nicht zu überfordern und mit Sinneseindrücken zu überhäufen. Demenz ist eine Erkrankung, die von Verlusten geprägt ist, nämlich dem Verlust von kognitiven Fähigkeiten und der Wahrnehmung. Die Sinneskanäle können daher auch eine Chance darstellen, Patienten wieder gezielt ein sensorisches Erlebnis zu ermöglichen und wieder eine, wenn auch nur kurz andauernde, Verbindung zur Außenwelt zu ermöglichen (Vozzella 2007; Abb. 4).

KURZ UND KNACKIG – AUF EINEN BLICK

1. Schützen Sie Ihre Augen und Ohren, damit Sie auch im Alter noch von Ihren Sinnen profitieren können!
2. Wenn Sehen oder Hören zunehmend schlechter werden, gehen Sie zum Arzt und scheuen Sie sich nicht vor Brille oder Hörgerät!
3. Für alle Sinne gilt: Weder Über- noch Unterstimulation ist hilfreich. Demenzpatienten sollten weder über- noch unterfordert werden.

Literatur

Arslan E, Orzan E, Santarelli R (1999) Global Problem of Drug-Induced Hearing Loss. Ann N Y Acad Sci 884(1):1–14. https://doi.org/10.1111/j.1749-6632.1999.tb00277.x

Bali J, Neeraj N, Bali RT (2014) Computer vision syndrome: a review. J Clinic Ophthalmol Res 2(1):61. https://doi.org/10.4103/2320-3897.122661

Beetz A, Uvnäs-Moberg K, Julius H et al (2012) Psychosocial and psychophysiological effects of human-animal interactions: the possible role of oxytocin. Front Psychol 3:234. https://doi.org/10.3389/fpsyg.2012.00234

Boeve BF, Geda YE (2001) Polka music and semantic dementia. Neurology 57(8):1485. https://doi.org/10.1212/wnl.57.8.1485
Chang AM, Aeschbach D, Duffy JF et al (2015) Evening use of light-emitting eReaders negatively affects sleep, circadian timing, and next-morning alertness. Proc Natl Acad Sci U S A 112(4):1232–1237. https://doi.org/10.1073/pnas.1418490112
Dunbar RI (2010) The social role of touch in humans and primates: behavioural function and neurobiological mechanisms. Neurosci Biobehav Rev 34(2):260–268. https://doi.org/10.1016/j.neubiorev.2008.07.001
Fink DJ (2017) What is a safe noise level for the public? Am J Public Health 107(1):44–45. https://doi.org/10.2105/AJPH.2016.303527
Gazzaniga M, Ivry R, Mangun G (2014) Cognitive Neuroscience – the biology of the mind, Bd 4. Norton, New York
Geroldi C, Metitieri T, Binetti G et al (2000) Pop music and frontotemporal dementia. Neurology 55(12):1935–1936. https://doi.org/10.1212/wnl.55.12.1935
Haehner A, Boesveldt S, Berendse HW et al (2009) Prevalence of smell loss in Parkinson's disease – a multicenter study. Parkinsonism Relat Disord 15(7):490–494. https://doi.org/10.1016/j.parkreldis.2008.12.005
Huth ME, Ricci AJ, Cheng AG (2011) Mechanisms of aminoglycoside ototoxicity and targets of hair cell protection. Int J Otolaryngol 2011:937861. https://doi.org/10.1155/2011/937861
Kim EJ, Buschmann MT (1999) The effect of expressive physical touch on patients with dementia. Int J Nurs Stud 36(3):235–243. https://doi.org/10.1016/s0020-7489(99)00019-x
Krigel A, Berdugo M, Picard E et al (2016) Light-induced retinal damage using different light sources, protocols and rat strains reveals LED phototoxicity. Neuroscience 339:296–307. https://doi.org/10.1016/j.neuroscience.2016.10.015
Langer T, am Zehnhoff-Dinnesen A, Radtke S, et al (2013) Understanding platinum-induced ototoxicity. Trends Pharmacol Sci 34(8):458–469. https://doi.org/10.1016/j.tips.2013.05.006
Lim DJ (1986) Effects of noise and ototoxic drugs at the cellular level in the cochlea: a review. Am J Otolaryngol 7(2):73–99. https://doi.org/10.1016/s0196-0709(86)80037-0
Lücking CB, Brice A (2000) Alpha-synuclein and Parkinson's disease. Cell Mol Life Sci 57(13–14):1894–1908. https://doi.org/10.1007/PL00000671
Mick P, Kawachi I, Lin FR (2014) The association between hearing loss and social isolation in older adults. Otolaryngol Head Neck Surg 150(3):378–384. https://doi.org/10.1177/0194599813518021
Paparella MM, Oda M, Hiraide F et al (1972) Pathology of sensorineural hearing loss in otitis media. Ann Otol Rhinol Laryngol 81(5):632–647. https://doi.org/10.1177/000348947208100503
Parveen N, Hassan SH, Rehman J et al (2015) Prevalence of myopia and its associated risk factors in local medical students. Medical Channel 21(4):47–50

Quarmley M, Moberg PJ, Mechanic-Hamilton D et al (2017) Odor identification screening improves diagnostic classification in incipient Alzheimer's disease. J Alzheimers Dis 55(4):1497–1507. https://doi.org/10.3233/JAD-160842

Ratiu P, Talos IF, Haker S et al (2004) The tale of Phineas Gage, digitally remastered. J Neurotrauma 21(5):637–643. https://doi.org/10.1089/089771504774129964

Roberts JE (2011) Ultraviolet radiation as a risk factor for cataract and macular degeneration. Eye Contact Lens 37(4):246–249. https://doi.org/10.1097/ICL.0b013e31821cbcc9

Shah M, Deeb J, Fernando M et al (2009) Abnormality of taste and smell in Parkinson's disease. Parkinsonism Relat Disord 15(3):232–237. https://doi.org/10.1016/j.parkreldis.2008.05.008

Suto T, Meguro K, Nakatsuka M et al (2014) Disorders of "taste cognition" are associated with insular involvement in patients with Alzheimer's disease and vascular dementia: "Memory of food is impaired in dementia and responsible for poor diet". Int Psychogeriatrics 26(7):1127–1138. https://doi.org/10.1017/S1041610214000532

Thomson RS, Auduong P, Miller AT et al (2017) Hearing loss as a risk factor for dementia: a systematic review. Laryngoscope Investig Otolaryngol 2(2):69–79. https://doi.org/10.1002/lio2.65

Viggo Hansen N, Jørgensen T, Ørtenblad L (2006) Massage and touch for dementia. Cochrane Database Syst Rev 2006(4): CD004989. doi: https://doi.org/10.1002/14651858.CD004989.pub2

Vozzella S (2007) Sensory stimulation in dementia care: Why it is important and how to implement it. Topics in Geriatric Rehabilitation 23(2):102–113

Wakamatsu TH, Dogru M, Tsubota K (2008) Tearful relations: oxidative stress, inflammation and eye diseases. Arq Bras Oftalmol 71(6 Suppl):72–79. https://doi.org/10.1590/s0004-27492008000700015

World Health Organisation (WHO) (2002). World Health Report: Reducing Risks, Promoting Healthy Life. https://www.who.int/whr/2002/en/. Zugegriffen: 20. Januar 2020

World Health Organisation (WHO) – Abteilung für Vorbeugung von nichtübertragbaren Krankheiten und Förderung der geistigen Gesundheit. Altern und Lebenslauf (2002). Aktiv altern: Rahmenbedingungen und Vorschläge für politisches Handeln. https://apps.who.int/iris/bitstream/handle/10665/67215/WHO_NMH_NPH_02.8_ger.pdf;sequence=2. Zugegriffen: 20. Januar 2020

16

Goldfisch oder Gassi gehen? Soziale Aktivität und Einsamkeit

Ann-Kristin Folkerts und Pia Linden

Inhaltsverzeichnis

Wir Menschen sind von jeher Herdentiere. Durch unser Leben ziehen sich Erfahrungen, die wir gemeinsam mit einer Ansammlung von Menschen erlebt haben: Kindergarten und Schule, Ausbildung und Beruf, Freizeit und Erholung, neues Leben und der Tod. An all diesen Erlebnissen waren zwangsläufig andere Menschen beteiligt. Selbst der nerdige Einzelgänger aus dem Studium hat Familie und Freunde, die ihn unterstützen und mit denen er seine Erlebnisse teilen und verarbeiten kann. Vor diesem Hintergrund wird es denjenigen von Ihnen, die es noch nicht geschafft haben sich in die soziale Isolation zurückzuziehen, besonders schwerfallen sich möglichst vollständig von Familie, Freunden und Bekannten zurückzuziehen. Aber auch dieser Aspekt ist notwendig, quasi unabdingbar, denn das soziale Miteinander hat sich als protektiv gegenüber dem kognitiven

J. Kessler et al., *Der andere Anti-Demenz-Ratgeber*,
https://doi.org/10.1007/978-3-662-60606-3_16

Verfall im Alter erwiesen (Livingston et al. 2017; Rafnsson et al. 2020) und davon gilt es ja gemäß unserem obersten Ziel – die frühzeitige Demenz – Abstand zu nehmen. Die Covid-19-Situation im Frühjahr 2020 stellt die beste Vorbereitung für eine dauerhafte Umsetzung der sozialen Isolation dar. Sie erinnern sich vielleicht an die Zeit und an die ersten Wochen, in denen die Bundesregierung eine Kontaktsperre erhoben hatte. Die Zeit war hart: Wenn Sie Glück hatten, wurde Ihnen noch kein Homeoffice verordnet und Sie durften für die Arbeit vor die Tür gehen. Ansonsten blieben Ihnen nur die Mitglieder Ihres Haushalts als Interaktionspartner; manchmal traf man noch jemanden beim wöchentlichen Hamstereinkauf. Aber in dieser Zeit haben wir gelernt: Man gewöhnt sich an alles. Die Sehnsucht nach Freunden und Bekannten wurde zunehmend aushaltbar und die Couch der beste Freund. Wir liefern Ihnen hier dieses Beispiel, damit Sie verstehen: Sie können das schaffen! Minimieren Sie noch heute den Kontakt zur Außenwelt! Denn: Die soziale Isolation ist der Highway zur Demenz!

Beziehungsstatus: Solo, geschieden, allein

Verlieben Sie sich nicht! Wenn Sie sich an die Regel von oben halten und den Kontakt zu anderen Menschen möglichst einstellen, sind Sie vor dieser Gefahr schon einmal gewappnet. Aber achten Sie unbedingt auf den Einfluss von Social Media. Auch hier gibt es Chats und Foren, in denen Sie auf Leute treffen könnten. Und Sie wären nicht die erste Person, die sich online unsterblich verliebt. Falls Sie sich bereits einen Partner zugelegt haben, sollten Sie auf keinen Fall eine Ehe eingehen, insbesondere keine, die vor Zufriedenheit, Glück und Romantik nur so trieft (Rawtaer et al. 2017), wobei dies natürlich dazu führen kann, dass Sie von sämtlichen Freunden und Bekannten fallen gelassen werden, denn von glücklichen Beziehungen will keiner etwas hören – auch die nicht, die vehement gegen den kognitiven Verfall ankämpfen. Wenn Sie verheiratet sind, lassen Sie sich umgehend scheiden. Es ist nämlich wissenschaftlich erwiesen, dass verheiratete Menschen weniger häufig von Demenzen betroffen sind (Sommerlad et al. 2018). Sollte sich Ihr Partner nicht abschütteln lassen, versuchen Sie die Beziehung durch Intrigen zu vergiften, denn psychosozialer Stress (und den wird Ihr Partner Ihnen schon auferlegen) ist neurotoxisch (Machado et al. 2014). Dann könnten Sie wenigstens auf diese Art etwas Positives für Ihre frühzeitige Demenzentwicklung tun.

Wir haben es bereits angesprochen: Auch Freunde und Bekannte müssen aus Ihrem Leben eliminiert werden. Sollten Sie Probleme haben, jemandem die Freundschaft zu kündigen, versuchen Sie es doch mit folgenden Tricks: Bestenfalls reden Sie von nun an nur noch über sich selbst. Lassen Sie nicht zu, dass Ihnen ein Freund von eigenen Sorgen und Nöten berichtet. Ignorieren Sie das völlig. Treiben Sie es auf die Spitze: Führen Sie Ihre Freunde vor anderen Menschen vor. Machen Sie sie lächerlich. So etwas hält keine Freundschaft lange durch, seien Sie sich dem gewiss!

Wenn Sie das alles nicht so richtig umgesetzt bekommen, z. B. aufgrund einer familiären Verpflichtung und fehlender Notlügen: Schalten Sie Ihr Hörgerät (da kommt im Alter ja sowieso kaum noch jemand dran vorbei) aus. Denn: Gutes Hören ist eine wichtige Demenzprophylaxe und eine wichtige Voraussetzung für ein aktives soziales Leben (vgl. Kap. 15)!

Auf ewig krankgeschrieben

Wenn Sie es noch nicht geschafft haben, Ihren Job an den Nagel zu hängen, dann achten Sie jetzt wenigstens auf Folgendes: Das Arbeitsumfeld sollte möglichst wenig Kontakt zu Kollegen bieten (Ishtiak-Ahmed et al. 2018). Dies wird möglich, wenn Sie beim Chef ein Ein-Mann-Büro einfordern. Bringen Sie Ihre eigene Kaffeemaschine mit, damit Sie die Gemeinschaftsküche umgehen können, und wenn die Toilette nicht ums Eck ist und Sie an den Büros der Kollegen vorbeiführt, kneifen Sie die Beine zusammen. Selbst Blickkontakt mit Kollegen muss vermieden werden. Viel zu häufig provoziert so etwas Belangloses wie einen Small-Talk und plötzlich sitzen Sie dann doch wieder mit Kollegen beim Feierabendbier.

Aber damit Sie so viel Zeit in die Einsamkeit und den demenzfördernden Alltag investieren können wie möglich, empfehlen wir Ihnen: Versuchen Sie arbeitslos zu werden! Ihr Hausarzt hilft Ihnen gerne weiter, Sie brauchen sich nur für die Beschwerde Ihrer Wahl zu entscheiden – das klappt immer, oder zumindest fast immer, mit den Beschwerden, wo valide somatische Marker fehlen: chronische Rücken- oder Bauchschmerzen, der Bewegungsapparat im Allgemeinen, ein ganz unspezifisches Unwohlsein, Schwindel, Krankheiten des Atemwegssystems, Kopfschmerzen oder Migräne. Oder eine gefährlich klingende Abkürzung: MCS. Das steht für „Multiple Chemical Sensitivity“ und ist eine Kondition, bei der man starke Reaktionen auf jegliche Chemikalien hat, auch Zigarettenrauch, Parfüm oder Abgas. Mit dieser Diagnose wird es sich durchaus schwierig gestalten, einen Arbeitsplatz zu finden. Lassen Sie sich bis an das Ende Ihrer Tage krankschreiben! Psychische Beschwerden lassen sich auch immer gut simulieren, zumindest wenn man weiß wie. Burnout-Symptomatik könnte man mal ausprobieren, oder ein wiederentdecktes Trauma aus der Kindheit, wenn Sie freudkundig sind. Obacht allerdings vor den Psychologen, manche von ihnen glauben, in ihrem Studium Gedankenlesen gelernt zu haben und glauben, jede Täuschung sofort durchschauen zu können!

Wenn Sie moralische Bedenken bei der erschwindelten Arbeitsunfähigkeit haben, können Sie auch das andere Extrem wählen: Suchen Sie sich einen Job, in dem Sie bestenfalls von 9 bis 19 Uhr am Schreibtisch sitzen, unter Neonlicht permanent intensivem Stress und Lärm ausgesetzt sind. Machen Sie keine Pausen und arbeiten Sie, bis Sie umfallen. Oder um es in der Sprache unserer Zeit auszudrücken: Ihre Work-Life-Balance sollte nur noch aus work work work bestehen. So kommt das Burnout ganz von selbst. Die meisten Fehltage haben Berufe mit hoher körperlicher Belastung wie Bauarbeiter oder Müllmänner. Wenn Sie eine physisch inaktivere Beschäftigung bevorzugen, arbeiten Sie am besten im Callcenter, oder, um es vornehm zu formulieren, im Sektor des Dialogmarketings. Ironischerweise haben auch Pflegekräfte in der Altenpflege eine hohe Zahl an Krankschreibungen zu verzeichnen. Eine gute Nachricht für die Demenz ist, dass Arbeitsausfälle aufgrund von Stress und psychischen Belastungen aktuell stark steigen.

Die Notwendigkeit der Einsamkeit oder warum soziale Aktivität die geistige Reserve erhöht

Der Kontakt zu anderen Menschen regt zum Denken an! Damit ist nicht nur gemeint, dass Sie sich stets über die Eigenarten Ihrer Artgenossen wundern. Vielmehr sind es die direkten Interaktionen, die kognitive Prozesse in Gang setzen. Stellen Sie sich ein typisches Szenario vor, das viele von Ihnen wöchentlich erleben: Ihr bester Freund will Sie auf ein Feierabendbier in der Kneipe ums Eck treffen. Oder: Ihre beste Freundin ruft an und Sie verabreden sich auf ein Glas Prosecco in der Innenstadt.

1. Sie unterbrechen Ihren Alltagstrott. Sie ziehen sich um und machen sich auf den Weg zu Ihrem Treffpunkt. Da Sie Alkohol konsumieren möchten, gehen Sie zu Fuß, fahren mit dem Fahrrad, laufen zur Straßenbahn. Ganz egal: Sie bewegen sich und durchbrechen den gewohnten Ablauf.
2. Vor Ort bestellen Sie sich ein Gläschen Alkohol. Sie sind vernünftig und hören nach einem Glas auf. Das ist ebenfalls gut für Ihr Gehirn, denn wir konnten Sie ja in Kap. 13 überzeugen, dass erst die große Menge Alkohol Ihren kognitiven Verfall beschleunigen wird. Hier und da ein Gläschen Alkohol ist sogar vielleicht protektiv.

3. Und dann sitzen Sie dort mit Ihrem ausgewählten edlen Tropfen und unterhalten sich. Sie führen ein angeregtes Gespräch. Sie stellen Fragen, Sie beantworten Fragen, Sie philosophieren gemeinsam über das Leben und die Liebe. Und dann schlägt Ihr Gegenüber auch noch vor, gemeinsam einen Buchclub oder einen Kreativkurs zu besuchen oder gar eine ehrenamtliche Tätigkeit aufzunehmen.
4. Beschwingt von dem Abend kommen Sie glücklich nach Hause. Sie fühlen sich gut, Sie fühlen sich mitunter geliebt und sind froh, so enge Freundschaften in Ihrem Leben zu haben. Von Depression und Einsamkeit keine Spur.

Die digitale Welt und demenztaugliche Haustiere

Vermeiden Sie also jeglichen sozialen Kontakt! Allenfalls können Sie Ihr Handy benutzen, um mit anderen zu interagieren. Lassen Sie sich, auf dem Sofa liegend, ganz in die digitale Welt fallen. Dort können Sie sozialen Stress erleben, ohne das Haus verlassen und ohne auf andere Menschen aus Fleisch und Blut treffen zu müssen. Lesen Sie Fake News und geben Sie sich dem Shitstorm der Kommentarspalten hin. Werden Sie auf allen sozialen Plattformen aktiv: Facebook, Twitter, Snapchat, Instagram, Pinterest und Xing. Hier spielt sich das soziale Leben des 21. Jahrhunderts ab, Relevanz irrelevant, das Internet schluckt alles und Big Data freut sich stets. Werden Sie Influencer, also ein Mensch, der allein mit seiner digitalen Präsenz Geld und Ruhm erntet (oder sagen wir: ernten möchte). Oder bleiben Sie nur passiver Zuschauer und ziehen Sie sich die Millionen und Abermillionen von Video-Tutorials und VLOGS (Video-Blogs) rein, die es auf YouTube zu finden gibt. Es gibt dort tatsächlich zahllose Videos, in denen man stundenlang jemandem zuschauen kann, der ein einfallsloses Videospiel zockt. Dann gibt es da noch die Livestreams, in denen Sie den belanglosen Alltag anderer kommentieren können, die es für notwendig halten, das mit der Welt zu teilen. Und was für tolle Dinge man noch in der digitalen Welt tun kann: Liken, sharen, Standort oder Freunde markieren, Emojis, Gifs und Memes verschicken, 24 h am Tag whatsappen, netflixen und chillen, fleißig alles kommentieren: „lame“ oder „lit“. Und wenn Sie im letzten Absatz kein Wort verstanden haben, dann sind Sie glorreich in der Zeit steckengeblieben, wo man noch Bücher las und es, Gott sei Dank, noch keine eBook-Reader gab.

Falls Sie sich nach einiger Zeit, trotz digitaler Kommunikation, allein zu einsam fühlen und dem Drang, sich einen Leidensbegleiter zuzulegen, nicht mehr länger widerstehen können – dann kaufen Sie sich ein demenztaugliches Haustier! Das ist natürlich, wie Sie vielleicht schon vermuten, auf gar keinen Fall ein Hund. Als erstes empfehlen wir Ihnen einen Goldfisch: Er spricht nicht, er bewegt sich kaum und er ist äußerst pflegeleicht (übrigens auch ein super Vorbild für die Umsetzung eines möglichst inaktiven Lebensstils). An zweiter Stelle steht das majestätische Wesen der Schildkröte. Ganz unkonventionell, aber möglich: Sie können mit Ihrer Schildkröte auch Gassi gehen, natürlich in angemessenem Schneckentempo, indem Sie sie auf einen mobilen Wagen setzen (beispielsweise ein kleines Holzspielzeug für Kinder) und gemeinsam mit Ihrem Rollator die Straßen der Nachbarschaft unsicher machen. Ein schönes Gedicht über Schildkröten dazu ist von Michael Ende: „Sie kann, obwohl sie Kröte heißt, nicht hupfen und kriegt auch keinen Schnupfen." Auch ein Hamster eignet sich hervorragend, denn er macht mit Ihnen die Nacht zum Tag! Im Nordwesten Englands ist ein Projekt entstanden, das Rentner mit Hühnern vor Einsamkeit befreien will – ein Teilnehmer des Projekts beschreibt, eine Henne auf dem Arm hin und her wiegend, den Erfolg passend: „Niemals hätte ich gedacht, dass ich mich mal emotional an ein Huhn binden würde."

Zuletzt sei gesagt: Es ist auch in Ordnung, dem Gefühl der Einsamkeit freie Fahrt zu geben. Einsamkeit kann zu depressiven Verstimmungen führen. Und Depressionen – auch schon im jungen und mittleren Erwachsenenalter – sind ein super Risikofaktor für die frühzeitige Demenzentwicklung (Domènech-Abella et al. 2017; Kuiper et al. 2015; vgl. Kap. 14).

KURZ UND KNACKIG – AUF EINEN BLICK

1. Soziale Isolation und Einsamkeit sind eng mit physischen und psychischen Demenz-Risikofaktoren assoziiert (z. B. allgemeiner Gesundheitsstatus, Depression und Ängste).
2. Das Aufrechterhalten eines sozialen Netzwerks – auch im Alter – ist essenziell wichtig, um dem kognitiven Abbau entgegenzuwirken. Bleiben Sie auch im Ruhestand aktiv! Gehen Sie regelmäßigen Hobbys oder ehrenamtlichen Tätigkeiten nach. Versuchen Sie neugierig zu bleiben! Suchen Sie Kontakt zu anderen Menschen! Vermeiden Sie Isolation und Einsamkeit!
3. Soziale Kontakte bringen nicht einfach nur Liebe und Freude in Ihr Leben. Soziale Kontakte halten auch körperlich und geistig aktiv und sollten daher stets gepflegt und ausgebaut werden.

Literatur

Domènech-Abella J, Lara E et al (2017) Loneliness and depression in the elderly: the role of social network. Soc Psychiatry Psychiatr Epidemiol 52(4):381–390. https://doi.org/10.1007/s00127-017-1339-3

Ishtiak-Ahmed K, Hansen ÅM, Garde AH et al (2018) Social relations at work and incident dementia: 29-Years' follow-up of the Copenhagen male study. J Occup Environ Med 60(1):12–18. https://doi.org/10.1097/jom.0000000000001158

Kuiper JS, Zuidersma M, Voshaar RCO et al (2015) Social relationships and risk of dementia: a systematic review and meta-analysis of longitudinal cohort studies. Ageing Res Rev 22:39–57. https://doi.org/10.1016/j.arr.2015.04.006

Livingston G, Sommerlad A, Orgeta V et al (2017) Dementia prevention, intervention, and care. Lancet 390(10113):2673–2734. https://doi.org/10.1016/s0140-6736(17)31363-6

Machado A, Herrera AJ, de Pablos RM et al (2014) Chronic stress as a risk factor for Alzheimer's disease. Rev Neurosci 25(6):785–804. https://doi.org/10.1515/revneuro-2014-0035

Rafnsson SB, Orrell M, d'Orsi E et al (2020) Loneliness, social integration, and incident dementia over 6 years: prospective findings from the English longitudinal study of ageing. J Gerontol B Psychol Sci Soc Sci 75(1):114–124. https://doi.org/10.1093/geronb/gbx087

Rawtaer I, Gao Q, Nyunt MS et al (2017) Psychosocial risk and protective factors and incident mild cognitive impairment and dementia in community dwelling elderly: findings from the Singapore longitudinal ageing study. J Alzheimers Dis 57(2):603–611. https://doi.org/10.3233/jad-160862

Sommerlad A, Ruegger J, Singh-Manoux A et al (2018) Marriage and risk of dementia: systematic review and meta-analysis of observational studies. J Neurol Neurosurg Psychiatry 89(3):231–238. https://doi.org/10.1136/jnnp-2017-316274

17

Der Demenzkalkulator. Werde ich einmal dement?

Josef Kessler

Inhaltsverzeichnis

Wir wollen alles vorhersagen: Das Wetter, die Erderwärmung, den Bienenbestand, die Weltbevölkerung, Flüchtlingsströme und den nächsten Bundeskanzler. Das sind überwiegend große und für uns alle relevante Themen. Dann gibt es Mutmaßungen darüber, wer deutscher Fußballmeister wird oder wie lange ein Verteidigungsminister Verteidigungsminister bleibt. Schulbildung als Prädiktor für beruflichen Erfolg wird auch immer diskutiert.

Für den ersten Bereich gibt es Modelle, die diesen Prognosen zugrunde liegen, und es gibt auch Ahnungen und Wissen, auf denen Zukunftsvorhersagen basieren. So schlecht sind die Wahrsager mit ihren Glaskugeln auch

J. Kessler et al., *Der andere Anti-Demenz-Ratgeber*,
https://doi.org/10.1007/978-3-662-60606-3_17

nicht, wenn es darum geht, zukünftige Ereignisse zu umreißen, vorausgesetzt sie verfügen über gute Menschenkenntnisse. Bei Krankheiten ist es ähnlich: Auch dafür gibt es Modelle, Mutmaßungen, Wissen und das sogenannte Bauchgefühl. Manche dieser Modelle sind, weil linear, nachvollziehbar und manifest: Ein dicker Mann mit eklatantem Bewegungsmangel, moderatem bis exzessivem Alkoholkonsum, wenig geistiger Nahrung, mit Bluthochdruck und Diabetes (um nur einige zu nennen), der raucht, in der Flugschneise eines Flughafens wohnt und beruflich freigestellt ist, wird nach allem, was wir wissen, nicht alt, und sein Sterben wird sich schon länger ankündigen. Das ist eine persönliche Tragödie, aber seine Zukunft ist relativ zuverlässig vorhersagbar. Ungefähr so wie die regelmäßige Platzierung des deutschen Beitrags beim jährlich stattfindenden European Vision Song Contest: Germany, zero points.

Bei Demenzen ist es schwieriger und die Literatur wird immer unüberschaubarer. Im einfachsten Fall ist das zugrunde liegende Modell eine lineare Regressionsgleichung. Vorhergesagt werden soll die Demenz – die Frage ist jedoch, welche Form von Demenz, und auf Grundlage welcher Variablen eine Vorhersage getroffen werden soll und wann die Demenz eintritt. Zudem müssen die Variablen gewichtet werden. Das sieht dann so aus:

$$Y = b_0 + b_1 \times_1 + b_2 \times_2 (\ldots) + b_n x_n$$

Y ist das vorherzusagende Merkmal, hier also die Demenz. Und x_1, x_2, x_n sind die Prädiktoren, die durch b unterschiedlich stark gewichtetet sind, das heißt, sie haben eine unterschiedlich große Vorhersagekraft. Die Konstante b_0 können wir an dieser Stelle vernachlässigen. Mögliche Prädiktoren wären z. B. Schulbildung in Jahren, Lebensalter, Geschlecht, Schritte am Tag etc. Aber leider ist das alles nicht so einfach. Fangen wir mit Y an, der Demenz: Welche? Die vaskuläre Demenz, die Alzheimer Erkrankung, die frontotemporalen Demenzen oder das noch wenig verstandene „Mild Cognitive Impairment"? Welche Form der Demenz wir vorhersagen wollen, ist nicht egal, auch wenn sie phänotypisch zumindest in der Endstrecke ähnlich erscheinen. Die Neurochemie und die Histopathologie sind bei jeder Demenzform anders. Es gibt einen unterschiedlichen Entstehungszeitpunkt, einen unterschiedlichen Verlauf und somit auch eine unterschiedliche erste Manifestation. Für die Entwicklung von ursächlichen Therapien ist ein solches Wissen eminent wichtig. Möglicherweise braucht jede Demenzform ihre eigenen Prädiktoren und auch eine spezifische Gewichtung. Als nächstes ist zu fragen: In welchem Alter will ich eigentlich wissen, ob ich einmal dement werde? Einem 10-Jährigen wird das ziemlich egal sein; 40-Jährige sind da schon nachdenklicher, und spätestens ab dem 70.

Lebensjahr wäre es schon sehr hilfreich zu wissen, was die nächsten Jahre so bringen. Bei 20-Jährigen lassen sich derzeit nur genetische Konstellationen untersuchen, z. B. bei der Chorea Huntington Erkrankung, von der man weiß, dass sie sich auf eine erbliche Veränderung auf dem Chromosom 4 zurückführen lässt. Die kann man schon im Mutterleib identifizieren.

Bei den Prädiktoren („b") lassen sich eigentlich zwei Klassen unterscheiden: Zum einen gibt es solche, die nicht (oder nicht mehr) modifizierbar sind, z. B. die genetische Ausstattung. Hier sei auch das leicht im Blut nachweisbare ApoE genannt – ein Eiweiß, das Hinweise auf die genetische Disposition für Morbus Alzheimer geben kann –, die Bildungsjahre, das Geschlecht und das Lebensalter. Zu den modifizierbaren Prädiktoren zählen (und die Liste ist lang): Ernährung, körperliche Bewegung, Alkohol und Drogenkonsum, Bluthochdruck, sensorische Einschränkungen, Sozialkontakte, Schlafdauer, Zeit des Sitzens, Ehestand, Lebensstil, Körpergewicht, Rauchen, Depressionen und, und, und, und… (and all that jazz). Manche dieser Prädiktoren lassen sich leicht operationalisieren, wie Blutdruck und Diabetes, bei anderen fällt das schon schwerer, wie z. B. Lebensstil, Ernährung und Bewegung.

Dieses komplexe Gefüge muss nun in Zahlen ausgedrückt werden und es soll eine gegebene Wahrscheinlichkeit genannt werden, mit der die Demenz eintritt. Ein ethisch nicht so einfaches Unterfangen. Zumal man Träger unveränderbarer Merkmale sein kann. Wie reagiere ich auf eine nicht oder noch nicht vorhandene, aber vorhergesagte Erkrankung? „C'est la vie", sagen die einen, andere zerbrechen daran. Ein komplexes Modell mit vielen Variablen mag besser sein, aber in der Praxis macht und mag das keiner. Gesucht wird ein einfaches, robustes Modell, das viele anwenden können und das im Idealfall auch noch internetbasiert ist. Was gibt es an solchen einfachen Modellen? Einige seien genannt:

Cardiovascular Riskfactors, Aging and Incidence of Demencia (CAIDE; Kivipelto et al. 2006)

Dieses Modell basiert auf der „Finish Geriatric Intervention Study to Prevent Cognitive Impairment and Disability" (FINGER) und es handelt sich dabei um eine multifaktorielle Risikoeinschätzung, die Alter, Geschlecht, Bluthochdruck, Hypercholesterin, Bewegung, Körpergewicht und Bildung verrechnet. Dazu existiert auch eine App (Sindi et al. 2015), die über das Demenzrisiko der nächsten 20 Jahre informiert.

Sie gibt grafische Rückmeldung über das Risikoprofil, nennt Möglichkeiten der Risikosenkung und bietet eine Diskussionsgrundlage, um mit dem Hausarzt zusammen den Lebensstil zu ändern. Die Punktvergabe und die Bewertungen sind Kivipelto et al. (2006) zu entnehmen. Es ist für Menschen gedacht, die zwischen 40 und 50 Jahren alt sind und wissen wollen, wie hoch ihr Demenzrisiko ist (Tab. 1).

Das heißt, wenn Sie ein Mann sind, der dick und älter als 53 Jahre ist, der weniger als 6 Jahre Schulbildung und außerdem Bluthochdruck hat, dessen Cholesterinwerte erhöht sind, der sich kaum bewegt und der ApoE-Träger ist, dann liegt Ihr Risiko, an einer Demenz zu erkranken, bei fast 50 %. Falls nicht, so erkranken Sie wahrscheinlich an irgendetwas anderem. Gesund sind diese Eigenschaften jedenfalls nicht. Gebildete Frauen unter 47, ohne Bluthochdruck, schlank und rank, immer in Bewegung, die keine ApoE-Träger sind und keine pathologischen Cholesterinwerte haben, scheinen hingegen auf der sicheren Seite zu sein.

Risikoindex zur Demenzvorhersage bei Hausarztpatienten (Jessen et al. 2011)

Mit diesem Risikoindex wird versucht, das Risiko einer Demenzentwicklung bei Menschen mit späten (d. h. fortgeschrittenen) leichten kognitiven Beeinträchtigungen (LMCI), frühen leichten kognitiven Beeinträchtigungen (EMCI) und Menschen mit subjektiv empfundenen Gedächtnisbeeinträchtigungen (SMI) mit normalen neuropsychologischen Werten vorherzusagen. Personen mit einer LMCI haben das größte Risiko, später an der Alzheimer Erkrankung zu leiden. Solche mit subjektiv wahrgenommenen

Tab. 1 Das Demenzrisiko wird eindeutig gesenkt, wenn man weiblich ist, auf der höheren Töchter-Schule war, nicht dick ist und sich bewegt. Männer schneiden hier nicht so gut ab. (Abb. 37)

	Low Risk Profile	High Risk Profile
Alter	<47 Jahre	>53 Jahre
Geschlecht	Weiblich	Männlich
Bildung	$\geq$10 Jahre	$\leq$6 Jahre
Systolischer Blutdruck	$\leq$140 mmHg	$\geq$140 mmHg
Body-Mass-Index	$\leq$ 30 kg/m²	>30 kg/m²
Gesamt Cholesterin	$\leq$ 6,5 mmol/L	>6,5 mmol/l
Physische Aktivität	Aktiv	Inaktiv
ApoE Δ4	/	Δ4
Demenzrisiko	0,13%	48,93%

Gedächtnisbeeinträchtigungen (also solche ohne auffälligen Testbefund) zeigen ein ähnliches Risiko für eine Alzheimer Erkrankung. Menschen, die mit ihren vermeintlichen Gedächtnisbeeinträchtigungen sorglos umgehen, hatten kein erhöhtes Alzheimer-Risiko, wohl aber die mit leichten kognitiven Beeinträchtigungen. Jessen et al. (2011) schlussfolgern, dass bei Personen mit subjektiv empfundenen Gedächtnisbeeinträchtigungen, die sich Sorgen machen, möglicherweise eine Vorform von leichten kognitiven Beeinträchtigungen besteht, die sich dann zu einer leichten kognitiven Beeinträchtigung entwickelt und schlussendlich zu einer Demenz führt.

Von den zwölf einbezogenen Variablen bleiben noch folgende signifikante Prädiktoren übrig: das Alter, die subjektiven Gedächtnisbeeinträchtigungen, die Werte auf der „Instrumental Activities of Daily Living"-Skala (IADL; eine Skala zur Einschätzung der Alltagskompetenz), die verbalen Wortflüssigkeitswerte, der verzögerter Abruf bei einer Gedächtnisaufgabe und das Ergebnis des Mini-Mental Status Tests (MMST).

Framingham Vascular Risk Score (Jahangiry et al. 2017)

Bei der ersten Version dieses Modells (1998) wurden folgende Variablen aufgenommen: Alter, Geschlecht, LDL-Cholesterol, HDL-Cholesterol, Blutdruck, Diabetes und Rauchen. Entwickelt wurde der Risiko-Score, um kardiovaskuläre Erkrankungen in den nächsten 10–30 Lebensjahren vorherzusagen. Die Punkte geben Auskunft darüber, ob ein geringes Risiko (<10 %), ein intermediäres Risiko (10–20 %) oder ein hohes Risiko (>20 %) besteht, innerhalb der nächsten 10 Jahre zu erkranken. Es gibt jedoch signifikante Hinweise, dass man anhand dieser Scores auch einschätzen kann, wie hoch das Risiko ist, an einer vaskulären Demenz zu erkranken, da es einen starken Zusammenhang zwischen kardiovaskulären Risikofaktoren und der Entwicklung einer vaskulären Demenz gibt.

Late Life Dementia Risk Index (Barnes et al. 2009)

Bei dieser doch sehr aufwendigen Schätzung werden demografische Variablen (Alter, Bildung, Einkommen), komorbide Erkrankungen (Bluthochdruck, Schlaganfall etc.), Testwerte bei kognitiven Screenings,

Bewegung (angegeben und überprüft), gesundheitsbezogenes Verhalten (Alkohol, Body-Mass-Index), Depression, Nutzung sozialer Netzwerke, MRT-Befunde, eigene Gesundheitseinschätzungen, Medikamenteneinnahme, Knöchel-Arm-Index, ApoE-Status und Kreatinspiegel herangezogen. Menschen mit einem niedrigen Score hatten eine Wahrscheinlichkeit von weniger als 50 %, an einer Demenz zu erkranken, die mit einem hohen Score hingegen eine Wahrscheinlichkeit von mehr als 50 %.

Lifestyle for Brain Health: der LIBRA-Index (Vos et al. 2017)

Die Punkteverteilung ergab je nach Modell einen Range von −4,2 (protektiv) bis 9,2 (hohes Risiko). Das Profil kann auch für präventive Maßnahmen herangezogen werden. Und es können Empfehlungen ausgesprochen werden, wie der Lebensstil im höheren Alter zu ändern ist („Room for improvement"). Hier werden modifizierbare Risikofaktoren wie Depression, Diabetes, Bewegung, Bluthochdruck, Übergewicht, Rauchen, Hypercholesterin, Herzerkrankungen und Alkohol herangezogen.

Risiko-Score von kognitiv Unbeeinträchtigten zu Patienten mit leichten kognitiven Störungen (Pankratz et al. 2015)

Von 1.418 Probanden (Alter: 70–89 Jahre) konvertierten innerhalb von 4,8 Jahren 410 Personen hin zur Diagnose einer leichten kognitiven Beeinträchtigung. Die wichtigsten Variablen waren Bildung<=12 Jahre (2 Punkte), berichtete Gedächtnisprobleme (2 Punkte), Alkoholprobleme (3 Punkte), das Erleiden eines Schlaganfalls (1 Punkt), Diabetes vor dem 75. Lebensjahr (5 Punkte), Alter zwischen 75 und 84 Jahren (2 Punkte) sowie Vorhofflimmern, die sogenannte atriale Fibrillation (1 Punkt).

DemPORT: Dementia Population Risk Tool (Fisher et al. 2017)

Das Ziel dieses Modells ist es, Demenzerkrankungen in der Bevölkerung vorherzusagen, und zwar unter Zuhilfenahme allgemein verfügbarer Informationen. In dieser Arbeit sind eine Fülle von verwendeten Variablen aufgeführt wie z. B. Nachbarschaft, Hausarbeit, finanzielle Situation, Stress und Freizeitverhalten. Die noch ausstehende Regressionsgleichung soll demnächst publiziert werden, außerdem ist eine webbasierte Anwendung vorgesehen.

Cognitive Lifestyle Score (CLS; Valenzuela et al. 2011)

Der CLS ist eine Kombination aus

1. Schulbildung,
2. beruflicher Komplexität in der Lebensmitte und
3. sozialem Engagement.

Dazu wurden 12.600 Menschen in drei Phasen ihres Lebens untersucht. Ein höherer CLS schützt vor Demenz (OR = 0.6) in einem späteren Lebensalter. Die Autoren folgerten aus ihren Daten, dass viele Bildungsjahre und ein stimulierendes Leben im mittleren oder späteren Lebensabschnitt protektiv für eine erniedrigte Demenzrate sind.

Wozu sind solche Kalkulatoren nützlich? Sie bieten eine Vorschau in einen geänderten Alltag, und man kann auf Grundlage ihrer Vorhersagen allerlei Vorkehrungen treffen, z. B. Regelung finanzieller Dinge sowie die baldige Umsetzung von Zukunftsplänen, die auf der individuellen Bucket List zu finden sind. Man sollte sich auch mit der potenziellen Krankheit auseinandersetzen und Strategien für eine Krankheitsverarbeitung heraussuchen, vielleicht auch Freunde und Angehörige einweihen. Viele dieser Kalkulatoren enthalten auch Variablen, die änderbar sind und es könnte ein Anlass sein, einmal innezuhalten und seine Ernährung, seinen Sport oder seine kulturellen und sozialen Aktivitäten zu ändern.

Zu guter Letzt sind solche Kalkulatoren auch dazu geeignet, Risikopatienten zu identifizieren, bei denen man dann bevorzugt pharmakologische und nicht-pharmakologische Interventionen testen kann und sie, falls es sich um Risikopatienten handelt, umfassend medizinisch und psychologisch in ihren Verläufen begleiten kann.

Direkter Selbstversuch!

Falls es Ihnen jetzt in den Fingern juckt, im Anhang finden Sie eine Checkliste, um Ihren aktuellen Demenzfortschritt einschätzen zu können.

KURZ UND KNACKIG – AUF EINEN BLICK

1. Sie sollten sich fragen, warum Sie wissen möchten, wie hoch Ihr prozentuales Risiko ist, an einer Demenz zu erkranken.
2. Machen Sie es nur, wenn Sie etwas ändern wollen.
3. Mit Demenzkalkulatoren kann man Risikopatienten identifizieren und viel über ihren Krankheitsverlauf lernen.

Literatur

Barnes DE, Covinsky KE, Whitmer RA et al (2009) Predicting risk of dementia in older adults: the late-life dementia risk index. Neurology 73(3):173–179. https://doi.org/10.1212/wnl.0b013e3181a81636

Fisher S, Hsu A, Mojaverian N et al (2017) Dementia Population Risk Tool (DemPoRT): study protocol for a predictive algorithm assessing dementia risk in the community. BMJ Open 7(10):e018018. https://doi.org/10.1136/bmjopen-2017-018018

Jahangiry L, Farhangi MA, Rezaei F (2017) Framingham risk score for estimation of 10-years of cardiovascular diseases risk in patients with metabolic syndrome. J Health Popul Nutr 36(1):36. https://doi.org/10.1186/s41043-017-0114-0

Jessen F, Wiese B, Bickel H et al (2011) Prediction of dementia in primary care patients. PLoS ONE 6(2):e16852. https://doi.org/10.1371/journal.pone.0016852

Kivipelto M, Ngandu T, Laatikainen T et al (2006) Risk score for the prediction of dementia risk in 20 years among middle aged people: a longitudinal, population-based study. Lancet Neurol 5(9):735–741. https://doi.org/10.1016/s1474-4422(06)70537-3

Pankratz VS, Roberts RO, Mielke MM et al (2015) Predicting the risk of mild cognitive impairment in the mayo clinic study of aging. Neurology 84(14):1433–1442. https://doi.org/10.1212/wnl.0000000000001437

Sindi S, Calov E, Fokkens J et al (2015) The CAIDE dementia risk score app: the development of an evidence-based mobile application to predict the risk of dementia. Alzheimers Dement (Amst) 1(3):328–333. https://doi.org/10.1016/j.dadm.2015.06.005

Valenzuela M, Brayne C, Sachdev P et al (2011) Cognitive lifestyle and long-term risk of dementia and survival after diagnosis in a multicenter population-based cohort. Am J Epidemiol 173(9):1004–1012. https://doi.org/10.1093/aje/kwq476

Vos SJ, Van Boxtel MP, Schiepers OJ et al (2017) Modifiable risk factors for prevention of dementia in midlife, late life and the oldest-old: validation of the LIBRA Index. J Alzheimers Dis 58(2):537–547. https://doi.org/10.3233/jad-161208

18

Lebensweisheiten: eine Einladung zur Selbstbedienung

Josef Kessler

Water, taken in moderation, cannot hurt anybody.
Mark Twain (1835–1910)

Inhaltsverzeichnis

Es gibt so viele Ratgeber für alle Lebensbereiche, z. B. wie man aufgeregte Hunde beruhigen kann, lecker-schmecker Hundekräcker zubereitet, seinen Beckenboden trainiert, Aromapflege für Berufstätige integriert und viele weitere. An alles ist gedacht. Wir huldigen dem Zeitgeist und geben Ihnen im Folgenden Stichworte zu Glück, Lebensqualität und zu mentaler und körperlicher Gesundheit. Da ist für jeden etwas dabei. Sie können damit Ihren individuellen Präferenzen nachgehen und eine eigene Liste zusammenstellen. Der Sinn des Lebens ist da nicht zu finden. Aber vielleicht halten Sie

J. Kessler et al., *Der andere Anti-Demenz-Ratgeber*,
https://doi.org/10.1007/978-3-662-60606-3_18

es mit Bud Spencer („Vier Fäuste für ein Halleluja"), der in seiner Autobiografie lediglich zwei Ratschläge erteilte, nämlich, dass man nach dem Essen niemals baden sollte und auch keine Hunde aussetzen darf.

Vielleicht fangen Sie mal mit fünf Bereichen an. Wählen Sie bitte!

Tipps für eine bessere Gesundheit: What will kill you and what will make you stronger

1. Rauche nicht oder zumindest wenig!
2. Ernähre dich mit verschiedenen Früchten und Gemüsesorten!
3. Bleibe körperlich aktiv!
4. Überwinde Stress, z. B. durch Auszeiten oder Durchsprechen von Problemen!
5. Wenn du Alkohol trinkst, dann nur in Maßen!
6. Schütze dich und deine Kinder vor Sonnenbrand!
7. Praktiziere Safer-Sex!
8. Lasse Untersuchungen zur Krebsvorsorge durchführen!
9. Fahre vorsichtig und befolge die Verkehrsregeln!
10. Lerne das Erste-Hilfe-ABC Schema: Airways (Atemwege), Breathing (Atmung), Circulation (Kreislauf)!

Haslam et al. (2010)

Ways to Love your Brain

1. Break a sweat! → Regelmäßige körperliche Aktivität!
2. Hit the books! → Lebenslanges Lernen!
3. Butt out! → Kippe aus!
4. Follow your heart! → Prävention kardiovaskulärer Risikofaktoren!
5. Heads up! → Prävention von Schädel-Hirn-Traumata!
6. Fuel up right! → Ausgewogene Ernährung!
7. Catch some Zzz's! → Schlafhygiene!
8. Take care of your mental health! → Vermeidung von Stress und Depression!
9. Buddy up! → Soziale Integration!
10. Stump yourself! → Mentale Aktivität!

Alzheimer's Association (o. D.)

Die Weisheit der 100-Jährigen – Dies hat Makuto Suzuko mit den folgenden Kerngedanken auf den Punkt gebracht, die wir hier frei umschreiben:

1. Richtige Ernährung! → Diätkultur mit Gemüse, Obst, Tofu etc.!
2. Kleine Portionen! → Hara hachi bu – nur 80 % des Magens füllen!
3. Bewegung!
4. Mentale und soziale Gesundheit! → Ikigai – Lasse Niederlagen und Trauer hinter dir!
5. Niemals gestresst, aber immer sinnvoll beschäftigt sein!
6. Neugieriges Lernen!
7. Familie und Freunde! → Moai-System – zusammen essen, diskutieren, helfen!
8. Konzentration! → Der neue Schlüssel zum Glück im Alter!
9. Nur das tun, was wir wirklich wollen (Und: Humor hilft)!
10. Schlaf! → Voll und ganz, hingebungsvoll und ohne Smartphone!

Makoto Suzuku in Brinkbäumer und Shafy (2019)

Empfehlungen für ein langes, glückliches Leben

1. Eat like a scientist! → Iss wie ein Wissenschaftler!
2. Sleep like a baby! → Schlaf wie ein Baby!
3. Make your brain a working heart! → Mach dein Gehirn zu einem funktionierenden Herzen!
4. Have a lot of friends! → Hab viele Freunde!
5. Allow yourself to have fun now and then! → Erlaube dir selbst Spaß zu haben!

Levitin (2020)

Aphorismen zur Lebensweisheit

1. Vermeide das Unglück (also Schmerz und Langeweile)!
2. Wähle gegen Langeweile einen Genuss: Reproduktionskraft (Essen und Sex), Irritabilität (Sport) oder Sensibilität (Kultur und Kunst)!

3. Bleibe gesund!
4. Bedenke, es gibt drei Bestimmungen des Menschen: Was er ist (Persönlichkeit, Bildung), was er hat (Eigentum) und was er vorstellt (Eindruck bei anderen)!
5. Fördere Geistesbildung statt Güteranhäufung (denn Reichtum schafft Sorgen)!

Arthur Schopenhauer (1851)

Literatur

Alzheimer's Association (o. D.) 10 ways to love your brain. https://www.alz.org/help-support/brain_health/10_ways_to_love_your_brain. Zugegriffen: 15. Mai 2020

Brinkbäumer K, Shafy S (2019) Das kluge, lustige, gesunde, ungebremste, glückliche, sehr lange Leben: Die Weisheit der Hundertjährigen: Eine Weltreise. Fischer, Frankfurt a. M.

Haslam C, Jetten J, Cruwys T et al (2010) The new psychology of health: unlocking the social cure. Rouledge, London

Levitin DJ (2020) Successful aging: a neuroscientist explores the power and potential of our lives. Penguin, New York

Schopenhauer A (1851) Aphorismen zur Lebensweisheit. Panorama, Wiesbaden

Erratum zu: Der andere Anti-Demenz-Ratgeber

Josef Kessler, Pia Linden und Ann-Kristin Folkerts

Erratum zu: J. Kessler et al., *Der andere Anti-Demenz-Ratgeber,* https://doi.org/10.1007/978-3-662-60606-3

In der zuerst veröffentlichten Fassung dieses Buches wurde der Name der Autorin Pia Linden uneinheitlich, teilweise mit zweitem Vornamen angegeben. Dies wurde nachträglich in den Kapiteln 4, 10, 12, 13, 15 und 16 verbessert.

Die aktualisierte Version des Buchs finden Sie unter https://doi.org/10.1007/978-3-662-60606-3

J. Kessler et al., *Der andere Anti-Demenz-Ratgeber,*
https://doi.org/10.1007/978-3-662-60606-3_19

Anhang

I. Beispiel für einen kognitiven Kurztest: DemTect (Aus Kalbe et al. 2020; mit freundlicher Genehmigung von © ProLog Therapie- und Lernmittel GmbH Köln 2020. All Rights Reserved)

J. Kessler et al., *Der andere Anti-Demenz-Ratgeber*,
https://doi.org/10.1007/978-3-662-60606-3

DemTect® A

Name: ______________________ Untersuchungsdatum: ______________

Geschlecht: w☐ m☐ geb.: ____________ Alter: ____________

Schulbildung: ______________________ Beruf (evtl. vor Rente): ______________

Punkte laut Umrechnungstabelle

1) Wortliste

Teller	Hund	Lampe	Brief	Apfel	Hose	Tisch	Wiese	Glas	Baum
☐	☐	☐	☐	☐	☐	☐	☐	☐	☐

Teller	Hund	Lampe	Brief	Apfel	Hose	Tisch	Wiese	Glas	Baum
☐	☐	☐	☐	☐	☐	☐	☐	☐	☐

Richtig erinnerte Begriffe (max. 20) ☐ ☐

2) Zahlen umwandeln (siehe Rückseite)

Richtige Umwandlungen (max. 4) ☐ ☐

3) Supermarktaufgabe (1 Min.)

☐ ☐ ☐ ☐ ☐ ☐ ☐ ☐ ☐ ☐ ☐ ☐ ☐ ☐ ☐
☐ ☐ ☐ ☐ ☐ ☐ ☐ ☐ ☐ ☐ ☐ ☐ ☐ ☐ ☐

Genannte Begriffe (max. 30) ☐ ☐

4) Zahlen rückwärts

1. Versuch	2. Versuch	
7-2	8-6	☐ 2
4-7-9	3-1-5	☐ 3
5-4-9-6	1-9-7-4	☐ 4
2-7-5-3-6	1-3-5-4-8	☐ 5
8-1-3-5-4-2	4-1-2-7-9-5	☐ 6

Längste richtig rückwärts wiederholte Zahlenfolge (max. 6) ☐ ☐

5) Erneute Abfrage der Wortliste

Teller	Hund	Lampe	Brief	Apfel	Hose	Tisch	Wiese	Glas	Baum
☐	☐	☐	☐	☐	☐	☐	☐	☐	☐

Richtig erinnerte Begriffe (max. 20) ☐ ☐

Gesamtpunktzahl ☐

Auswertung und Interpretation

Gesamtpunktzahl	Diagnose	Handlungsempfehlung
13–18	altersgemäße kognitive Leistung	nach 12 Monaten bzw. beim Auftreten von Problemen erneut testen
9–12	leichte kognitive Beeinträchtigung	nach 6 Monaten erneut testen – Verlauf beobachten
≤ 8	Demenzverdacht	weitere diagnostische Abklärung, Therapie einleiten

2) Zahlen umwandeln (Beispiel: 5 → fünf; drei → 3)

209 = ______________________________

4054 = ______________________________

sechshunderteinundachtzig = ______________________________

zweitausendsiebenundzwanzig = ______________________________

Falls Patienten nicht schreiben können, kann alternativ die Multiple Choice Version zur orientierenden Untersuchung herangezogen werden (dazu keine Auswertungstabelle vorhanden)

209 = ?

- ☐ zweihundertneunzig
- ☐ zweitausendneun
- ☐ zweihundertneun
- ☐ zweitausendneunzig

4054 = ?

- ☐ vierhundertvierundfünfzig
- ☐ viertausendfünfhundertvier
- ☐ viertausendvierundfünfzig
- ☐ vierhundertfünfundvierzig

sechshunderteinundachtzig = ?

☐ 6081 ☐ 618 ☐ 681 ☐ 60081

zweitausendsiebenundzwanzig = ?

☐ 2270 ☐ 2027 ☐ 2720 ☐ 20720

Kalbe E, Calabrese P, Kessler J (2020) DemTect® Zur Unterstützung der Demenz-Diagnostik. ProLog Therapie- und Lernmittel GmbH, Köln

II. Checkliste für den Demenzfortschritt

a) **Wie viel bewegen Sie sich?**

1. Ich laufe nur im Haus/in der Wohnung umher, d. h. zur Küche, ins Wohnzimmer, ins Schlafzimmer, ins Bad etc. Mein Motto: Sport ist Mord!
2. Oft mache ich kleinere Ausflüge zur Bäckerei, zum Supermarkt etc. Für längere Strecken nehme ich aber lieber Bus oder Bahn.
3. Ich gehe oft spazieren, bei schönem Wetter fahre ich gerne mit dem Fahrrad. Ich bin aktiv und scheue mich nicht davor, ab und zu auch etwas längere Strecken zu Fuß zu gehen.
4. Ich mache Sport, mehrmals in der Woche. Das kann schwimmen, wandern, Gymnastik, Tennis, Fußball oder Ähnliches sein.

b) **Trinken Sie Alkohol?**

1. Ja, jeden Tag mehr als drei Flaschen Bier oder drei Gläser Wein. Das muss man ja heutzutage, um den ganzen Ärger zu ertragen.
2. Ja, jeden Tag, aber nicht mehr als eine Flasche oder ein Glas. Na gut, manchmal ist's auch ein bisschen mehr.
3. Selten, nur ein paar Mal die Woche und dann nicht viel.
4. Nie. Oder nur manchmal, bei besonderen Anlässen wie einem Geburtstag, Silvester, etc.

c) **Was essen Sie?**

1. Kochen ist nichts für mich. Ich gehe gerne essen, am liebsten in der Kneipe um die Ecke, da gibt es ein leckeres Schnitzel, schön fettig. Das mit der Salatdeko auf dem Teller versuchen die da gar nicht erst.
2. Fleisch muss immer dabei sein, ohne Fleisch, das ist ja gar kein Essen. Zwischendurch oder nach dem Essen, da gibt es ein Dessert, Schokopudding zum Beispiel. Vor dem Fernseher knabbere ich gerne mal so etwas wie Chips.
3. Gutes Essen ist wichtig, aber meine Güte, Pommes sind eben auch lecker! Mehrmals die Woche gibt's bei mir Kuchen oder Süßes – für die Seele! Schokolade macht ja schließlich glücklich.
4. Ich koche oft selbst, mit frischen, guten Zutaten. Viel Gemüse, viel Obst, Nüsse und gute Öle. Fleisch und Fisch esse ich nicht oder nur in kleinen Portionen und nicht jeden Tag. Ich versuche industriell fertiggestellte Produkte mit viel Zucker zu vermeiden.

d) **Wie gestalten Sie Ihr Sozialleben?**

1. Menschen, pah. Wie Hobbes einst sagte: „Homo homini lupus" – der Mensch ist dem Menschen ein Wolf. Die können mir alle mal den Buckel herunterrutschen.

2. Ich bin jemand, der gerne alleine ist. Lieber alleine, als in Gesellschaft. Aber ab und zu unternehme ich mal was, ruf mal meine Familie an oder so etwas. Das gehört sich ja so.
3. Halb, halb. Manchmal genieße ich Ruhe und Einsamkeit, manchmal bin ich gerne in Gesellschaft.
4. Ich habe sehr gerne Menschen um mich herum und bemühe mich, alle meine Kontakte zu pflegen. Ich engagiere mich in einem Verein, spiele abends Karten, gehe mit Familie, Freunden oder Bekannten essen. Ich kümmere mich (falls vorhanden) auch mit größtem Vergnügen um meine wunderbaren Enkelkinder. Sie sind ein Geschenk Gottes!

e) **Wie ist Ihr Fernsehkonsum?**
1. Schlafen, Frühstück, Fernsehen, Essen, Bier, Fernsehen, Essen, Bier, Fernsehen, Bier, Fernsehen, Schlafen.
2. Zwei, drei Stunden am Tag sitze ich auf dem Sofa und schaue mir das Fernsehprogramm an, natürlich auch Nachrichten, aber irgendwann wird es mir genug, was die da immer für einen Quatsch erzählen! Dann mach' ich die Glotze mal aus, steh' auf und mach' etwas anderes.
3. Jeden Morgen lese ich die Tageszeitung und schaue im Fernsehprogramm, ob etwas Interessantes kommt. Abends schaue ich dann mal Tatort oder eine Reportage. Ich möchte nicht einfach nur „abschalten", sondern auch etwas Neues lernen!
4. Fernseher? Habe ich gar nicht oder der steht in der Ecke und verstaubt. Lieber lese ich eine anspruchsvolle Lektüre. Wenn ich das bewegte Bild genießen möchte, gehe ich lieber ins Kino, ins Programmkino selbstverständlich. Alles andere hat ja nichts mit Kultur zu tun und was keine Kultur ist, das kommt mir nicht ins Haus.

Je niedriger Ihre Punktzahl, desto mehr sind Sie auf der sicheren Seite sich körperlich und kognitiv zu ruinieren.

III. Populärwissenschaftliche Literatur zum Thema Demenz

Bayley J (2000) Elegie für Iris. Beck, München

Braam S (2010) „Ich habe Alzheimer": Wie die Krankheit sich anfühlt. Beltz, Weinheim

Czakert J (2016) Demenz und Literatur: Eine wissenssoziologische Diskursanalyse zur Darstellung von Demenz in Arno Geigers „Der alte König in seinem Exil" und Tilman Jens „Demenz: Abschied von meinem Vater". In:

Wintzer J (Hrsg) Qualitative Methoden in der Sozialforschung. Forschungsbeispiele von Studierenden für Studierende. Springer, Berlin, S 231–240

Franzen J (2006) Das Gehirn meines Vaters. In: Köpf G (Hrsg) ICD-10 literarisch. Ein Lesebuch für die Psychiatrie. DUV/GWV Fachverlage, Wiesbaden, S 45–72

Geiger A (2011) Der alte König in seinem Exil. Hanser, München

Hacker K (2010) Die Erdbeeren von Antons Mutter. Fischer, Frankfurt a. M.

Hagena K (2008) Der Geschmack von Apfelkernen. Kiepenheuer & Witsch, Köln

Jens T (2010) Demenz: Abschied von meinem Vater. Goldmann, München

Köpf G (2006) ICD-10 literarisch: Ein Lesebuch für die Psychiatrie. DUV/GWV Fachverlage, Wiesbaden

Obermüller K (2006) Es schneit in meinem Kopf: Erzählungen über Alzheimer und Demenz. Nagel & Kimche, München

Suter M (1999) Small World. Diogenes, Zürich

Taylor R (2011) Alzheimer und Ich: „Leben mit Dr. Alzheimer im Kopf“. Huber, Bern

Zeßner-Spitzenberg J (2016) Vergessen und Erinnern. Echter Verlag, Würzburg

Stichwortverzeichnis

J. Kessler et al., *Der andere Anti-Demenz-Ratgeber*,
https://doi.org/10.1007/978-3-662-60606-3

Printed in the United States
by Baker & Taylor Publisher Services